RELATION MÉDICALE.

RELATION

MÉDICALE

DE LA

COMMISSION ENVOYÉE A PARIS

PAR LA CHAMBRE DE COMMERCE
ET PAR L'INTENDANCE SANITAIRE DE MARSEILLE

POUR OBSERVER

Le Choléra-Morbus,

PAR MM. LES DOCTEURS

DUCROS, GIRAUD, MARTIN ET P.-M. ROUX,

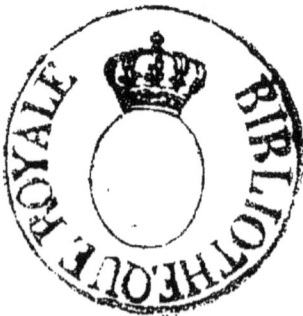

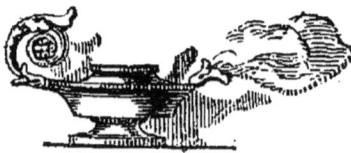

MARSEILLE,

IMPRIMERIE DE MARIUS OLIVE,
SUR LE COURS, N° 4.

1832.

RELATION MÉDICALE

DE LA

COMMISSION ENVOYÉE A PARIS

POUR OBSERVER

Le Choléra-Morbus.

MESSIEURS,

IL y a environ deux ans et demi que le choléra-morbus règne épidémiquement en Europe, et déjà on compte un million de victimes. La marche rapide de ce fléau devait d'autant plus saisir d'effroi tous les esprits, qu'il n'a paru que trop souvent se jouer des barrières qu'on lui a opposées pour le prévenir, comme des moyens qui ont été mis en avant pour le combattre; aussi partout on a senti combien il importe d'en faire une étude approfondie.

Marseille, si justement renommée par les sages mesures qu'elle a su prendre depuis long-temps pour se préserver des maladies pestilentielles, Marseille, disons-nous, a surtout compris combien il lui importait que plusieurs de ses médecins se rendissent, pour bien étudier la maladie dont il s'agit, sur le lieu même où elle exerçait ses ravages.

Envoyés par vous, Messieurs, pour remplir une si honorable mission, nous avons fait ce que vous étiez en droit d'attendre de nous pour la remplir aussi dignement que possible ; nous ne nous sommes pas dissimulé les devoirs qui nous étaient imposés, en considérant qu'il nous fallait justifier la confiance d'honorables administrateurs éclairés, qui veulent bien consacrer leurs instans à la conservation de la santé publique et à la prospérité du commerce.

En même temps que l'intendance sanitaire déléguait l'un de nous, le docteur Pierre-Martin Roux, pour aller observer le choléra de Paris, la chambre de commerce nommait dans la même vue une commission médicale composée de MM. les docteurs Ducros, Martin et Giraud. Deux des membres de cette commission étant attachés au lazaret, elle devait nécessairement désirer qu'un seul rapport vous fût adressé par nous tous ; et c'est à quoi vous avez souscrit, bien persuadés, ainsi que vous nous l'avez manifesté, que des avantages résulteraient infailliblement de notre association. Dès lors, nos moyens d'investigation se sont confondus, et, partis ensemble de Marseille, on nous a vus retourner le même jour, ne nous étant séparés quelquefois que pour mieux approcher de notre but.

La commission quitta Marseille dans la matinée du 20 avril, et dès le 25 elle put se livrer à Paris aux travaux qu'elle s'était imposés. Avant d'y arriver, elle avait noté certains cas de choléra observés dans quelques villes ou villages, notamment à Montargis ; mais c'étaient des choléra bien moins graves que la plupart de ceux qu'elle a eu ensuite de si fréquentes occasions d'étudier.

A notre entrée dans la capitale, nous fûmes frappés et du grand nombre de corbillards, qui n'attestaient que trop une mortalité considérable, et de l'altération des traits de la physionomie des habitans. Qu'on ne croie pas que la prévention nous ait fait voir chez tous les individus des *facies* cholériques. Si l'on fait attention que sur une population immense comme celle de Paris il est peu de personnes qui ne se soient plus ou moins ressenties de l'influence épidémique, on sera peut-être moins porté à douter de la justesse de notre pensée. Au reste, on conçoit qu'il devait en être ainsi, en considérant l'influence que ne pouvaient manquer d'exercer sur le moral des Parisiens l'éloignement de plus de cent mille étrangers, la misère qui en résultait et d'autres causes affaiblissantes capables de favoriser les ravages de l'épidémie.

A cet aspect, telles furent nos premières sensations, Messieurs, que nous nous fussions abandonnés nous-mêmes à la tristesse, sans l'idée consolante de pouvoir faire une ample moisson de documens au profit de nos compatriotes.

Notre premier devoir était de chercher à connaître les établissemens consacrés au traitement des malades, et de nous faire autoriser à y pénétrer avec facilité. Nous apprîmes d'abord qu'indépendamment des hôpitaux ordinaires qui avaient des salles destinées exclusivement aux cholériques, on comptait plusieurs hôpitaux temporaires, parmi lesquels celui des greniers d'abondance mérite d'être cité comme l'un des plus remarquables. Le service de santé y avait été réparti entre beaucoup de médecins secondés par une centaine d'élèves en médecine, et de manière que chacun d'eux, alors que tous les lits, au nombre de 800, furent occupés, eût à soigner de quarante à cinquante cholériques. On nous annonça aussi que des bureaux de secours avaient été organisés dans les douze arrondissemens de Paris, mais seulement quelques jours après l'invasion de l'épidémie.

De la précipitation avec laquelle les postes médicaux avaient été établis, résultèrent des différences notables dans l'ordre du service; mais comme le matériel était le même dans tous, on y trouvait généralement les divers genres de secours dont les cholériques pouvaient avoir besoin.

Quant au personnel, qui devait être de six médecins, d'un pharmacien, de six élèves en médecine et de six ou huit infirmiers, il a présenté quelques variations. Ainsi, par exemple, celui du quartier Saint-Nicolas-des-Champs, que l'un de nos estimables compatriotes, M. le docteur Feraud, nous fit connaître, se composait seulement d'un président, membre du bureau de bienfaisance, d'un secrétaire, de quatre médecins, de deux infirmiers et de quatre hommes de peine. Cependant le service médical n'a nullement souffert de ce vice d'organisation, il n'a été que plus pénible; mais les gens de l'art, entièrement dévoués à l'humanité, n'ont cessé de justifier leur zèle par des témoignages éclatans. Ce n'était pas seulement dans les postes médicaux qu'ils prodiguaient leurs soins empressés, ils faisaient encore des visites à domicile aux cholériques qu'on ne pouvait transporter dans les bureaux de secours.

Plusieurs fois, au milieu de la nuit, nous nous sommes rendus à des postes médicaux, et nous y avons trouvé constamment, comme pendant le jour, des médecins aidés par des élèves.

Chaque bureau de secours était indiqué au public non seulement par des affiches, mais encore par une lanterne à verre rouge et par un drapeau.

Avant l'invasion du choléra, l'autorité supérieure avait organisé des commissions sanitaires dans chaque arrondissement, lesquelles correspondaient avec une commission centrale; mais on s'éleva bientôt contre cette organisation, dont le moindre inconvénient était de compliquer tous les genres de services.

Notre intention, Messieurs, ayant été de soigner des malades, et ce privilége nous paraissant très difficile à obtenir, nous eûmes l'idée de faire appuyer notre demande à cet égard par deux députés du département des Bouches-du-Rhône qui se trouvaient à Paris. Qu'il nous soit permis d'exprimer ici toute notre reconnaissance pour l'empressement que MM. Félix de Beaujour et Reynard mirent à nous seconder, dans cette circonstance, auprès du ministre du commerce et des travaux publics, M. le comte d'Argout, pair de France, qui, à la vérité, malade depuis quelque temps, ne put nous donner audience. Mais les lettres par lesquelles vous nous recommandiez à son excellence, Messieurs, ainsi que celles de même nature que nous tenions de l'obligeance de M. Thomas, préfet du département des Bouches-du-Rhône, furent remises au ministre et nous firent si bien accueillir que nous ne doutâmes plus d'obtenir ce que nous désirions.

Néanmoins il fallut céder à de justes représen-
tations : M. le baron Hély-d'Oyssel, conseiller
d'état, chargé de la direction, au ministère, de
tout ce qui concerne les services de santé, s'étant
vu à regret dans l'impossibilité de nous faire con-
fier le traitement de quelques malades, ainsi que
nous l'avions demandé, s'attacha du moins à nous
faire comprendre que notre but serait mieux
atteint en nous identifiant, pour ainsi dire, avec
les premiers médecins des hôpitaux et hospices de
la capitale. Nous reçûmes donc du ministre des
lettres qui nous donnaient un facile accès auprès
de ces confrères comme auprès des administrateurs
des divers établissemens sanitaires, et M. Hély-
d'Oyssel remit à chacun de nous un exemplaire
des différens ouvrages publiés par les médecins
envoyés en Russie, en Prusse, en Autriche, en
Pologne, etc., pour étudier le choléra.

M. Hély-d'Oyssel, qui n'est étranger à aucune
des sciences médicales, qu'il a cultivées assez
long-temps, nous entretint sur l'épidémie régnante
qui, à cette époque, bien moins meurtrière dans
la capitale, ravageait les petits pays de la rive
gauche et dans le cours descendant de la Seine.
Au seul petit village d'Argenteuil, on avait perdu
en six jours soixante malades. M. Hély-d'Oyssel
nous fit remarquer qu'on se trouva au dépourvu
quand Paris vit le choléra dans son sein, tandis

que si l'on eût écouté les observations de cet administrateur adressées à la chambre des députés, on eût préparé à l'avance un service dans tous les quartiers, afin que des secours fussent promptement administrés aux cholériques, dès que la maladie éclaterait; malheureusement on ne s'attendait pas à ce que cette maladie se développât aussi brusquement. L'éloignement des pays infectés n'était pas un motif suffisant pour rester dans une parfaite sécurité; mais il semblait permettre de ne point adopter encore les sages mesures proposées.

Après avoir été accueillis par l'autorité supérieure, il ne nous restait plus qu'à nous tracer un plan de conduite pour bien mettre à profit le temps que nous avions à passer sur le théâtre de l'épidémie.

Il fut résolu que nous irions visiter de suite tous les établissemens sanitaires, et que nous partagerions notre temps entre l'étude du choléra au lit des malades, et les dissections dans les amphithéâtres; il fut aussi décidé qu'après avoir reconnu ensemble les hôpitaux que nous devions plus particulièrement fréquenter, nous nous diviserions de manière à ce qu'il nous fût possible de connaître tous les modes de traitement qui étaient suivis.

Sans vouloir retracer jour par jour les travaux

auxquels nous nous sommes livrés, nous allons, Messieurs, vous exposer en peu de mots ce que nous avons fait dans les journées des 26 et 27 avril; et, en vous assurant que, loin de se refroidir, notre zèle a toujours été plus infatigable, nous vous donnerons une idée de la manière dont nous avons rempli notre belle mission.

Nous savions que, dès le début, un grand nombre de malades avaient été transportés à l'Hôtel-Dieu : c'est là aussi que nous nous présentâmes d'abord. Il nous est doux de pouvoir déclarer que les médecins nous y donnèrent l'assurance des plus purs sentimens de confraternité; et nous aimons à nous rappeler que nous reçûmes ensuite l'expression des mêmes sentimens dans les autres hôpitaux et les bureaux de secours. C'est ici le lieu de remercier particulièrement deux de nos compatriotes, MM. Chargé et Roberti, étudians en médecine, qui nous ont été d'un grand secours dans nos recherches, et dont l'un, M. Roberti, donne les plus belles espérances. Quant à M. Chargé, devenu docteur en médecine, nous lui avons vu soutenir avec distinction sa thèse inaugurale.

C'est aussi une justice à rendre à M. Pauli, chirurgien interne de l'hôpital Cochin, de dire qu'il nous a également secondés dans nos recherches.

D'après cela, Messieurs, vous jugerez des

moyens qui ont été mis à notre disposition pour acquérir les connaissances nécessaires ; et comme la maladie, moins meurtrière à notre arrivée que dans la première quinzaine d'avril, allait en diminuant de jour en jour, vous comprendrez qu'il nous a été possible de l'étudier avec calme dans toutes ses périodes; au lieu que, dans le fort de l'épidémie, les gens de l'art, de leur propre aveu, ne furent pas peu embarrassés pour l'observer avec toute l'attention désirable, tant la confusion était grande.

A l'Hôtel-Dieu, les salles des hommes et des femmes furent l'objet de notre examen pendant presque toute la journée du 26. A la vue des cholériques, dont quelques-uns poussaient des cris déchirans, et qui, presque tous, présentaient des symptômes insolites pour nous, nous fûmes jetés dans une bien grande surprise. Nous avions sous les yeux une maladie nouvelle qui, chez les uns, paraissait être une asphyxie, ressemblait chez d'autres à un empoisonnement, et simulait chez quelques autres ou de violens accès tétaniques, ou des attaques foudroyantes d'apoplexie.

Avec quelle ardeur ne cherchâmes-nous pas à analyser les moindres signes, à savoir des malheureux souffrans tout ce qu'ils éprouvaient. Aussi ne les quittâmes-nous que pour aller prendre nos repas.

Le 27, dans la matinée et de bonne heure, nous étions à l'Hôtel-Dieu. Immédiatement après la visite, la nouvelle nous étant parvenue qu'à l'hôpital Saint-Louis on venait de recevoir beaucoup de cholériques, nous nous y transportâmes de suite. M. Biett, l'un des médecins de cet hôpital, qui passe pour un praticien consommé et qui possède de profondes connaissances théoriques, eut l'extrême obligeance de faire de nouveau sa visite qu'il venait de finir, et cela, pour nous montrer les principaux cas qu'il prétendait devoir être traités suivant certaines circonstances et selon les symptômes prédominans. Nous lui vîmes donc passer en revue une longue série de remèdes, et nous regardions son système de médication comme le plus sage, vu qu'il n'était pas exclusif; mais, dans la nuit du 27 au 28, treize cadavres portés à l'amphithéâtre démontrèrent, à l'autopsie, qu'il est des désordres tels qu'on ne saurait bien les combattre par les moyens les mieux combinés.

Déjà notre cahier d'annotations était enrichi; et comme nous avons poursuivi dans les principaux hôpitaux, pendant une vingtaine de jours et avec une persévérance soutenue, l'étude des phénomènes morbides, nous avons recueilli tant d'observations et fait des remarques si importantes, que lorsque le moment de notre départ est arrivé, nous avions assez vu pour que notre mission fût pleinement remplie.

Nous avons fait plus : outre que nous sommes allés tous ensemble observer le choléra dans le département de Seine-et-Oise, trois d'entre nous se sont chargés, en partant de Paris, de faire la même observation à Lieursaint, Etioles, Corbeil, Melun, Sens, Troyes, Montereau, Tonnerre, etc.; tandis que le quatrième a passé quatre jours de plus dans la capitale, dans la vue de recueillir quelques documens qui devaient compléter nos matériaux, et afin d'assister aux séances que l'académie royale de médecine a tenues pour entendre lire et soumettre à la discussion un rapport sur l'épidémie régnante.

Nous avons eu l'honneur, Messieurs, de vous écrire que nous travaillerions à notre rapport lorsque nous serions rendus à Marseille, c'est-à-dire alors que nous jouirions de quelques instans de repos : c'est pourquoi nous avons cru pouvoir nous dispenser de vous le présenter à notre retour; chose qui nous eût été facile, si nous n'eussions pas conçu l'idée que le moyen de bien profiter de notre temps consistait à le consacrer tout entier, dans la capitale, à l'étude pratique pour laquelle vous nous y avez envoyés.

Quelque considérable que soit notre collection de faits, nous n'aurons pas la prétention de les produire comme preuves d'avoir fait plus et mieux que les autres; ils doivent être regardés seulement comme une conséquence directe du désir dont nous étions animés de connaître à fond une épidémie bien désastreuse; désir qui nous a fait travailler sans relâche et sans autre prétention que celle de chercher à nous instruire.

Dans le tableau que nous allons tracer de l'origine, des causes, des symptômes, de la marche du choléra de Paris, des lésions qui en ont été la suite, de son traitement, etc., nous nous abstiendrons de faire figurer toutes les observations que nous possédons; soit parce que la plupart ont entre elles la plus grande analogie, soit parce que nous devons éviter soigneusement de donner à notre rapport plus d'extension qu'il ne doit en avoir. Mais ce que nous nous promettons d'exécuter, c'est d'appuyer au moins par un fait bien avéré telle ou telle assertion qui, sans lui, ne paraîtrait pas incontestable.

Les nombreuses communications qui nous ont été faites par la plupart des premiers médecins de la capitale avec qui nous avons été en rapport, trouveront leur place à mesure que nous traiterons en particulier des spécialités relatives à la maladie qui nous occupe.

Avant tout, nous donnerons un précis historique de l'épidémie depuis son invasion jusqu'à

l'époque de notre départ (15 mai), et nous entrerons ensuite dans tous les détails d'une cruelle
maladie, d'une maladie singulière, et qu'on ne
saurait bien étudier dans les livres, si ce n'est dans
celui de la nature.

Considérations historiques.

On ne saurait trop applaudir au père de la médecine et à quelques médecins modernes de s'être
livrés avec ardeur à l'étude des maladies épidémiques, c'est-à-dire des maladies qui existent simultanément chez un grand nombre d'individus. Sans
vouloir soutenir précisément que les médecins de
ces temps-là étaient meilleurs observateurs que
ceux de notre époque, c'est une justice à rendre
à nos devanciers de dire qu'ils étaient profonds
dans l'art d'annoncer, plus ou moins long-temps
à l'avance, l'apparition de telle ou telle épidémie,
et que rarement ils se trompaient.

Sans doute on parviendrait de nos jours à lire
tout aussi bien dans l'avenir, si l'on attachait plus
d'importance à cette sorte de prédiction, et si par
cela même on s'adonnait aux recherches qu'elle
nécessite.

Paris, qui renferme dans son sein tant de capa-
cités médicales, s'attendait sans contredit à l'invasion du choléra; mais celui-ci couvait, pour ainsi
parler, au milieu de la population parisienne,
qu'on ne s'en apercevait pas; disons plus, on
doutait encore de son existence, lorsqu'on avait
d'assez bonnes raisons de la constater.

S'il est vrai, comme les recueils périodiques
nous l'ont appris, que la cholérine ait attaqué les
habitans de la capitale en 1831, n'aurait-il pas été
permis de voir en elle le prélude du choléra épidémique ? Et lorsque, dès l'automne de la même
année, on a observé quelques cholériques, ne
devait-on pas se persuader qu'on était entouré
déjà des conditions favorables à une épidémie de
choléra ? Cependant il paraît qu'on était à cet
égard dans une parfaite sécurité, puisque les observations recueillies dans les premiers mois de
1832 ont à peine fixé l'attention générale. Des
gens de l'art avec qui nous avons eu de nombreux
entretiens, nous ont assuré que de pareils faits
n'avaient pas été rares, mais qu'on y avait moins
vu des choléra que des espèces d'affections cholé-
riformes. Ainsi, par exemple, un cas que nous
nous plaisons à signaler comme incontestable
puisqu'il a été rendu public, c'est celui d'une
affection de forme cholérique grave à laquelle un
étudiant en médecine a succombé le 6 janvier,

1832, et dont les symptômes s'étaient annoncés et développés depuis à peine vingt-quatre heures.

Que des cas analogues n'aient alarmé ni le monde médical ni le public, cela se conçoit : outre qu'il s'en présente chaque année quelques-uns à la pratique des médecins, il faut croire que la généralité des praticiens n'étant familiarisés qu'avec les symptômes du choléra sporadique, on a dû ne s'arrêter que jusqu'à un certain point à ceux qui étaient présentement soumis à leurs observations, et avec d'autant plus de raison que le traitement anti-phlogistique que leur opposaient la plupart d'entre eux comme à des symptômes de phlegmasie gastro-intestinale, remplissait assez bien leurs vues. Mais ne pas reconnaître un vrai choléra-morbus asiatique dans le fait communiqué, le 21 février 1832, par M. le docteur Lebreton, à l'académie royale de médecine, c'est une chose d'autant plus étrange que la description de l'état dans lequel le malade avait été trouvé, le 6 février, nous offre un tableau fidèle de presque tous les symptômes caractéristiques du choléra qui devait faire de si grands ravages à Paris, et qui, au dire des médecins capables d'en faire la comparaison avec celui de l'Inde ou de Moscou, l'ont trouvé parfaitement identique. Observons que notre choléra sporadique, celui dont chaque médecin peut signaler quelques cas chaque année, ne comporte pas la même comparaison. Or, les caractères de ce choléra et de celui épidémique étant presque tout-à-fait dissemblables, on aurait dû, ce nous semble, goûter les réflexions suggérées à M. le docteur Lebreton par le fait qu'il avait recueilli, au lieu d'avoir l'air de taxer d'exagération ce qu'il avait raconté. Une triste expérience n'est-elle pas venue en quelque sorte lui donner gain de cause?

Avouons-le toutefois, il est impossible que des hommes instruits, comme il y en a dans la capitale, n'aient pas reconnu plusieurs fois la maladie, dont, par prudence, ils se seront abstenus de parler, pour ne pas jeter l'épouvante dans les esprits.

N'eût-il pas été plus convenable de persuader aux Parisiens que le choléra se montrait au milieu d'eux depuis quelque temps, mais sous une forme de bénignité remarquable? ce qui certainement les aurait rassurés et les eût habitués insensiblement avec l'idée d'un mal qu'ils n'ont pu voir qu'avec effroi lorsqu'il a éclaté avec tant de fureur.

Cependant, à l'occasion du cholérique mort à la rue des Lombards, c'est-à-dire de celui dont M. Lebreton nous a transmis l'histoire, le *Moniteur* du 20 février a invité les habitans de Paris à seconder l'autorité dans les diverses mesures de salubrité publique ; les médecins ont été plus attentifs à reconnaître les cas de choléra ; et, moins rassurés, quoique toujours dans une grande incertitude sur l'existence de cette maladie, ils se réunissaient avec empressement pour se faire part de ce qu'ils observaient d'insolite dans leur pratique particulière. Enfin les 24 et 25 mars devaient marquer l'époque bien avérée de l'invasion de l'épidémie : dès le 24, le choléra est reconnu, à l'hôpital du Gros-Caillou, chez cinq individus qui ne tardent pas à y succomber.

Le lundi 25, le cuisinier du comte Lobau est pris, rue Mazarine, de cette cruelle maladie, dont il meurt le lendemain.

Bientôt le fléau attaque presque en même temps différens quartiers de la capitale, et le 27 on voit entrer dans l'Hôtel-Dieu bon nombre d'individus qui en sont atteints. Les 28, 29 et 30, l'explosion est telle qu'il n'est plus permis de douter de l'existence du choléra épidémique. C'est alors qu'on annonce que des bureaux de secours vont être organisés ; cinq jours s'écoulent pour cela, pendant lesquels l'épidémie marche d'une manière effrayante. Le Gros-Caillou, l'Hôtel-Dieu, la Pitié et la Charité reçoivent le plus de cholériques ; aussi la mortalité y est-elle assez grande pour permettre de faire soigneusement toutes les recherches anatomiques sur le siége de la maladie.

Dès l'apparition du fléau, on a vu éclater la bienfaisance du roi des Français et de son auguste famille; non seulement ils ont fait verser de fortes sommes à la caisse municipale pour le soulagement des malheureux, mais Sa Majesté a tenu à la disposition de M. le ministre du commerce et des travaux publics 500,000 fr. pour être employés en secours dans la ville de Paris, ainsi que dans les autres villes du royaume qui seraient attaquées du choléra.

Monseigneur le duc d'Orléans a voulu qu'une distribution considérable de vivres fût faite aux pauvres pendant toute la durée de l'épidémie, et S. A. R. s'est fait plusieurs fois un devoir d'aller encourager les cholériques à l'Hôtel-Dieu et au Val-de-Grace.

Ces beaux exemples, suivis par les ministres et par beaucoup de cœurs généreux, le dévouement des médecins, des élèves et des garde-malades, ne pouvaient que contribuer infiniment à faire décroître la maladie. Mais que n'avons-nous à passer sous silence certaines circonstances qui sont venues, pour ainsi dire, retarder les précieux résultats d'un ordre de choses si bien établi!

En faisant attention que des individus en proie à des douleurs atroces passaient rapidement de la vie à la mort, une populace tumultueuse s'était imaginé que le choléra dont on parlait tant

n'était autre chose qu'un empoisonnement volon-
taire dirigé contre elle : de là des émeutes, des
victimes. Les médecins, les pharmaciens passaient
pour être de connivence avec les prétendus em-
poisonneurs, et force leur était, pour se soustraire à une cruelle vengeance, de recourir à des
actes capables de convertir les plus incrédules.

Un pharmacien nous a raconté qu'une tourbe
qui vint vomir des imprécations contre lui, en
l'accusant d'avoir mis du poison dans des biscuits
qu'elle lui montrait, fut désarmée quand elle vit
ce pharmacien manger tous ces biscuits, pour
démontrer ainsi, mieux que par le raisonnement,
le contraire de ce qu'on lui imputait.

A la manière dont l'épidémie s'est propagée,
on n'a pas tardé à reconnaître la fausseté des
bruits d'empoisonnement, fausseté que des chi-
mistes ont confirmée par l'analyse des boissons et
des substances alimentaires, sans qu'on y ait
trouvé la moindre trace de poison. Ajoutons que
des investigations chimiques auxquelles on s'est
livré sur les corps des cholériques n'ont également présenté rien de semblable.

L'effervescence populaire apaisée, les conseils
hygiéniques sont mieux suivis, les moyens curatifs inspirent plus de confiance. Toutefois, la
différence des doctrines médicales, ou plutôt
l'idée singulière de vouloir trouver un spécifique,

fait essayer une foule de remèdes, et la mortalité ne devient que plus grande par cela seul. On s'aperçoit que les instructions hygiéniques et médicales répandues avec profusion parmi le peuple ont été plus nuisibles qu'utiles. Enfin, on avoue l'impuissance de l'art au dernier degré de la maladie, qu'on s'accorde généralement à regarder comme guérissable, traitée convenablement à la première période.

Origine du Choléra.

Cherchons maintenant, s'il est possible, à déterminer l'origine du choléra de Paris. Par le précis historique que nous venons de donner, il est évident que les dispositions qui devaient favoriser l'apparition de cette maladie ne manquaient pas ; mais cette apparition, qui oserait avancer avec assurance qu'elle a été l'effet de telle circonstance plutôt que de telle autre ?

Si nous jetons un coup d'œil sur les recueils périodiques du temps, nous apprenons, outre la description des ravages du choléra-morbus dans l'Inde depuis 1817, que bien des personnes concevaient des craintes sur sa marche progressive en Asie et même en Europe, craintes qui ne se sont que trop réalisées.

Sans vouloir indiquer ici les progrès géographiques du choléra pendant quinze années, ce que l'on regarderait peut-être comme un surcroît d'érudition, tandis que notre rapport doit plus spécialement rouler sur des considérations de médecine pratique, nous tracerons à grands traits la marche du choléra épidémique, ne fût-ce que pour faire comprendre qu'il ne s'est évidemment pas développé sous l'influence seule de causes locales. Il n'est même pas hors de propos de rappeler un fait historique que bien des personnes semblent ignorer.

Il y a près de deux siècles et demi que le choléra-morbus a régné épidémiquement en Europe, et c'est la seule épidémie de ce genre qui ait ravagé à la fois cette partie de l'ancien continent. Mais ce choléra, dont le lieu d'origine n'a pas été précisé, était-il le même que celui de notre époque ? C'est ce qu'il serait intéressant d'examiner, en établissant une comparaison entre l'un et l'autre, et de signaler dans un ouvrage didactique. Ici, nous n'avons qu'à relater ce fait pour démontrer que si la maladie qui nous occupe n'est pas tout-à-fait nouvelle en Europe, elle n'y a du moins que très rarement sévi ; ce qui permet, jusqu'à un certain point, de présumer qu'une fois sa marche

terminée d'orient en occident, il s'écoulera des
siècles avant qu'elle se montre de nouveau parmi
les Européens : idée sans doute bien consolante,
puisqu'il n'est peut-être pas de fléau plus redoutable que le choléra épidémique.

Son origine, suivant l'opinion générale, est
dans le Delta du Gange. Long-temps cette maladie
n'a régné d'une manière sporadique et épidémique que dans les régions de l'Indoustan, et c'est
pourquoi on n'en parlait guère chez nous que
d'après des relations de voyageurs et de médecins
de la marine; les Anglais surtout nous en ont
donné quelques bonnes descriptions.

Après son apparition, en 1817, à Jessore, ville
située sur le Delta du Gange, elle est arrivée à
Calcutta, d'où elle s'est répandue ensuite, par différentes voies, à diverses époques et d'une manière
bien désastreuse, le long des côtes de Coromandel
jusqu'à Ceylan, à la Chine, en Cochinchine, sur
la côte de Malabar, dans les îles de l'archipel in-
dien, à Java, aux îles de France et de Bourbon,
en Arabie, en Mésopotamie, en Perse, en Syrie, à
la Mecque, en Egypte, etc.

Elle a fait périr dans ces contrées plus de quatre
millions d'individus; aussi, lorsqu'elle s'est rap-
prochée de l'Europe, la consternation y a-t-elle
été générale. On osait pourtant se promettre que
chez des peuples civilisés elle serait bientôt arré-

tée dans sa marche épidémique; une si douce
espérance n'a pas tardé à s'évanouir.

Parti de la Perse, le choléra a traversé la mer
Caspienne et est arrivé dans la ville d'Astracan,
près de l'embouchure du Volga; il s'était déjà
montré à Orenbourg, ville située sur la frontière
de la Sibérie; il a fini par envahir la Russie sur
plusieurs points. Il a attaqué Moscou en septembre
1830, et Saint-Pétersbourg en juin 1831. Vers cette
époque il a désolé la Livonie et Riga, et depuis le
mois de mars 1831 il était en Pologne. De là il a
fait irruption sur le territoire prussien, bien qu'on
n'eût négligé aucune mesure pour s'en garantir;
et, une fois sur la rive gauche de l'Oder, il a
bientôt pénétré dans Berlin.

La Gallicie, malgré un double cordon sanitaire,
n'en a pas été préservée. Il s'est introduit dans la
Hongrie, en Bulgarie, en Moldavie et en Valachie;
il a franchi un imposant cordon sanitaire dont la
capitale de l'Autriche s'était entourée; il s'est
dirigé ensuite sur Brünn et Lintz, a attaqué la
Bohême, a ravagé Prague, a paru à Hambourg, à
Halle en Saxe. Il était à Sunderland vers la fin de
l'année dernière, et Londres en était atteinte au
commencement de l'année courante. Paris et quelques-uns des départemens voisins de celui de la
Seine ne pouvaient manquer d'en être affligés.

Quoique nous n'ayons pas donné le nom de

toutes les villes, de tous les pays qui, depuis
1817, ont été ravagés par le choléra épidémique,
on peut, ce nous semble, se former une idée des
progrès de cette maladie par le tableau que nous
venons d'esquisser. On conçoit aussi son mode
particulier de progression, quand on sait que ce
mode n'a jamais varié; qu'ayant jeté tel ou tel
lieu dans la consternation, le choléra a ensuite
respecté beaucoup de pays intermédiaires en ve-
nant attaquer d'autres lieux, comme s'il n'avait
de prédilection que pour certains d'entre eux;
c'est ce qui a fait dire, en le voyant sévir ainsi
dans des villes assez éloignées les unes des autres,
qu'il a marché par sauts et par bonds. Mais ce
langage métaphorique, pour être l'expression
exacte de la vérité, réclame des notions positives
que nous ne possédons point encore; et, par
exemple, ce qui pourrait nous fixer à cet égard,
ce serait la connaissance intime des causes qui
font que le choléra se plaît à n'immoler que telles
ou telles victimes. On a remarqué qu'il a suivi le
cours des grands fleuves et s'est arrêté de préférence aux grandes capitales de l'Asie et de l'Europe, ainsi que de l'Egypte. Il lui faut évidemment
des populations nombreuses pour se montrer dans
toute sa fureur, et ce sont elles que d'ordinaire il
commence par frapper.

Causes du Choléra.

Qu'il y ait des lésions dont il ne soit pas indispensable de connaître les causes pour pouvoir y
remédier, c'est une vérité démontrée par l'observation; mais elles sont en si petit nombre qu'on
ne doit pas craindre de soutenir qu'en général
il n'est guère possible de prévenir les maladies, ni
d'en triompher, avant de savoir d'où elles proviennent. Les maladies épidémiques réclament surtout la plus sérieuse attention quant à leurs causes;
il faut s'en occuper sans se rebuter, bien qu'il
ne soit pas donné à l'esprit humain de savoir toujours à quoi s'en tenir sur ce point. A l'irruption
d'une maladie nouvelle, on est porté nécessairement à admettre une cause spéciale qui n'ait point
existé jusqu'alors. Mais en quoi consiste cette cause?
est-elle unique? est-elle complexe? La solution de
ces questions n'appartient qu'aux hommes à la
fois fort méditatifs et doués d'une rare intelligence. Nous ne saurions donc l'entreprendre ici
que parce que nous y sommes en quelque sorte
obligés.

Il est présumable que si un principe quelconque a joué un rôle primordial, c'est uniquement
sur les personnes avec lesquelles il a eu plus ou

moins d'affinité : de là une grande division à établir entre les causes du choléra asiatique, comme parmi celles de toutes les épidémies : 1° *causes inhérentes à l'individu*, c'est-à-dire, qui tiennent à son organisation; 2° *causes extérieures*, celles qui lui sont étrangères, tant qu'il ne se trouve pas en contact avec elles.

Pour peu qu'on réfléchisse sur ces deux ordres de causes, on s'aperçoit sans peine qu'il ne saurait y avoir développement du choléra sans leur combinaison, et c'est ce qui explique les nombreuses exceptions parmi la multitude des personnes soumises à l'influence de l'épidémie. La population de Paris est, en y comprenant la population flottante, de neuf cent mille ames dont cent mille au moins ont fui pendant le règne du choléra.

En admettant que cent mille individus aient été attaqués de cette maladie et que vingt-cinq mille en soient morts, nous voyons que les sept huitièmes en ont été préservés, et que de ceux qu'elle a attaqués les trois quarts se sont rétablis. A la vérité, parmi le grand nombre de personnes qui ont succombé à des maladies autres que le choléra, beaucoup avaient présenté des symptômes non équivoques de celui-ci; de sorte qu'on pourrait regarder notre supputation sur les guérisons, que comme n'étant exacte que jusqu'à un certain point.

Mais supposé que cinq mille malades ordinaires n'eussent pas cessé de vivre sans la complication de l'influence épidémique, et qu'ils fussent compris par conséquent au nombre des cholériques, on n'aurait à fixer qu'aux deux septièmes de ce nombre ceux qui en ont été victimes.

Or, les cinq septièmes restant seraient rangés parmi les privilégiés, comme ayant dû aux secours de l'art ou aux efforts de la nature d'avoir survécu. Mais les sept huitièmes de la population, alors même qu'ils auraient généralement éprouvé de légères indispositions dépendantes de l'épidémie, ne sont-ils pas les premiers privilégiés? Et comment se rendre raison de cet état de choses, si l'on ne reconnaît le concours des deux ordres de causes établis pour la production du choléra?

Jetons un rapide coup d'œil sur ces causes, et examinons en premier lieu celles qui tiennent à l'individu.

L'enfance, l'âge avancé, le sexe féminin, le tempérament lymphatique, un état valétudinaire ou de convalescence, telle ou telle habitude des organes capable de troubler plus ou moins l'innervation, des phlegmasies gastro-intestinales directes ou sympathiques, la présence des vers sur la muqueuse des voies digestives, la suppression d'un exanthême ou d'un flux habituel, le défaut de menstruation, les affections vives de l'ame, la peur, par exemple, tous les actes de la vie qui affaiblissent l'organisme, etc., etc., sont autant de causes individuelles qui prédisposent à la maladie.

Au rang des causes extérieures nous devons placer une trop grande quantité d'alimens et de boissons spiritueuses, l'usage modéré même de ceux de mauvaise qualité, une alimentation insuffisante à laquelle la misère astreint tant de malheureux, des alimens trop succulens, les excès de table et de coït, les variations barométriques et thermométriques de l'atmosphère, la diminution et quelquefois l'augmentation de son électricité, la réunion de beaucoup d'hommes, surtout dans des lieux humides et resserrés, l'humidité combinée avec le froid ou avec la chaleur, etc.

Ces différentes causes, qui sont à peu près celles des autres épidémies, ne sauraient évidemment produire une maladie telle que le choléra sans certaines combinaisons entre elles et la cause essentielle spéciale qui échappe à notre investigation.

Si l'air seul a paru recéler le principe cholérique, c'est qu'on avait attribué à ce même principe les symptômes d'une épizootie qui s'était manifestée parmi des vaches et des poules; mais l'analyse chimique de l'air atmosphérique, pris dans différens quartiers de Paris, n'a pu y faire découvrir rien d'étrange à la composition de l'air pur.

3

Lors même que de semblables expériences ne seraient pas assez décisives pour détruire l'idée de la présence d'un agent délétère dans l'air, on ne saurait regarder cet agent comme la cause unique du choléra, puisqu'il lui faut pour être mis en action le concours d'autres causes, telles que celles dont nous venons de parler.

Tout ce qui se rattache à cette étiologie du choléra se trouve confirmé par les observations que nous avons faites dans la capitale, et dont il serait peut-être fastidieux de dérouler ici le tableau. Il nous suffit de faire connaître que les individus dans un état de pénurie, ceux logés dans les quartiers les plus insalubres et ceux agglomérés dans des maisons malpropres et peu aérées, ceux adonnés aux boissons spiritueuses ont été atteints les premiers.

Pour prouver que les rues de Paris ont été, à cause de leur insalubrité, ravagées par l'épidémie, nous dirons seulement qu'à l'hôpital militaire du Gros-Caillou, environné de rues étroites, situées sur les bords de la rivière, on n'a pas seulement reçu un grand nombre de malades provenant des casernes, mais on y a vu chez plusieurs soldats, parmi lesquels on comptait des cuirassiers et des carabiniers, tous hommes jeunes et d'une force extraordinaire, le choléra se déclarer, quoiqu'ils fussent atteints déjà de maladies qui n'avaient

aucun rapport avec l'épidémie régnante; celle-ci
sévit avec tant de fureur parmi ces militaires que
quarante d'entre eux succombèrent en un seul
jour.

Aux postes médicaux, on a constaté que les
excès de débauche qui ont lieu le dimanche
avaient augmenté le nombre des malades. On nous
a raconté que des ouvriers tourmentés de coliques, ayant bu de l'eau-de-vie pour s'en délivrer,
avaient été bientôt pris de la maladie, et que quelques-uns d'entre eux, en se rendant à l'ouvrage,
étaient tombés morts dans les rues, comme frappés de la foudre.

Quant aux conditions atmosphériques, il est à
noter que l'hiver de 1832 a été fort doux, surtout
vers sa fin; mais au commencement même du prin-
temps, qui n'a presque pas été pluvieux, la température a été sensiblement refroidie par le vent
du nord-est qui, après avoir soufflé pendant trois
jours avec violence, a cessé pour souffler de nouveau quelques jours avec force. On a vu, à ces
époques, l'épidémie étendre ses ravages, et les
symptômes des cholériques passer à un haut degré
d'intensité.

Nous ne terminerons pas cet article sans faire
remarquer qu'alors la mortalité n'a pas été seulement en raison directe de la gravité de la maladie,
mais qu'elle a quelquefois été l'effet de traitemens

pour ainsi dire hasardés, vu que les gens de l'art, comme déconcertés à la vue d'un fléau si extraordinaire, n'avaient pas su d'abord s'entendre sur les moyens de le combattre.

Mode de Propagation du Choléra.

Nous touchons au point le plus essentiel de notre rapport, à celui qui devait principalement engager Marseille à apprendre de plusieurs de ses médecins la manière dont le choléra se propage. Sans doute, il n'est aucune ville plus intéressée à la solution des problêmes que ce sujet peut faire naître; les rapports de commerce que les Marseillais entretiennent avec tous les pays du monde connu ne les exposeraient que trop aux attaques d'un mal si redoutable, dans l'hypothèse où il serait contagieux.

Quoique la question de la contagion ou de la non-contagion de cette maladie ait singulièrement fixé notre attention, vu qu'elle est aussi importante que difficile à résoudre, nous avons été réduits à faire cet aveu que, dans l'état actuel de la science, on ne saurait être bien fixé sur un pareil sujet.

Qu'il nous soit donc permis de suspendre notre jugement, bien que n'ayant pas eu à noter un seul fait de contagion pendant notre séjour dans la capitale, et que naturellement portés à nous ranger du côté de l'autorité générale qui est disposée en faveur de la non-contagion, nous fussions dès aujourd'hui tentés de soutenir que le choléra épidémique n'est nullement contagieux, ou que, s'il l'est, c'est à un bien moindre degré que les autres maladies contagieuses. En effet, bien différent des maladies populaires qui, sous le nom de peste, ont ravagé l'Europe à diverses époques, le choléra n'a jamais présenté dans son cours un mode de propagation distinct, comme la peste et le typhus, parce qu'il n'a pas été marqué dans ses périodes par cette altération profonde des produits sécrétoires, qui avait fait admettre dans ces maladies un principe de putridité.

Mais, s'il était permis d'assigner au choléra un mode de propagation quelconque, nous le trouverions peut-être dans l'analogie qu'il y a sous quelques rapports entre cette maladie et certaines éruptions exanthématiques, telles que la variole, la miliaire; car il existe, ainsi que nous aurons occasion d'en parler, des points de ressemblance entre cette dernière et le choléra asiatique.

Il est une autre raison, qui a quelque apparence de vérité : on sait que les auteurs qui les premiers ont traité de la peste d'Egypte, ne nous ont rien appris qui permît de reconnaître la propriété contagieuse de cette maladie; néanmoins oserait-on aujourd'hui avancer avec assurance qu'elle ne se communique pas par contagion? Non, sans doute. Eh bien, ne peut-on pas présumer que le choléra asiatique, si nouveau pour nous, aura un jour le même mode de transmission? Cette idée n'est-elle pas déjà appuyée par les médecins qui soutiennent que telle maladie, non-contagieuse à son apparition, finit par le devenir lorsque sa reproduction, dans les mêmes circonstances et sous l'influence des mêmes causes, sur des masses d'individus, a donné aux miasmes qui émanent de ceux-ci un degré de concentration et d'activité qui les rend plus facilement transmissibles? Cette idée ne trouverait-elle pas également son appui dans cette considération, que la peste et le choléra ayant pris naissance, à ce que l'on affirme, celui-ci dans le Delta du Gange, celle-là dans le Delta du Nil, pourraient bien, quoique de nature différente, avoir un mode analogue de transmission? On n'ignore pas que les deux Delta résultent d'un terrain d'*alluvion* qui permet la production de milliers infinis d'animaux et de substances végétales qui passent bientôt à l'état de décomposition sous la double influence de l'humidité et d'une chaleur excessive. Il se dégage alors des exhalaisons délétères qui ont toujours été considérées comme pouvant donner naissance aux maladies les plus pernicieuses.

Mais laissons au temps, secondé par l'expérience, à éclaircir ces points de doctrine médicale. Nous devons nous borner ici à faire comprendre qu'avant de trancher la question de la contagion ou de la non-contagion du choléra, il faut se livrer à beaucoup de recherches et d'observations. Tel qui se prononce hardiment oublie sans doute que son opinion n'est encore fondée que sur des conjectures ou des observations peu concluantes, et qu'elle est sujette à contestation par cela seul que la cause première du choléra épidémique échappe à nos sens.

D'après cela, nous croirions n'avoir plus rien à dire sur le mode de propagation de cette maladie, si le doute philosophique dans lequel nous nous renfermons ne devait pas être justifié par quelques réflexions.

En vain a-t-on invoqué une foule d'expériences et d'observations pour soutenir la contagion ou l'opinion contraire; les expériences faites, les observations recueillies, la plupart, sur les lieux en proie à l'épidémie, ne sauraient être d'une grande valeur. Les faits de transmission sur lesquels on devrait compter sont ceux dont on a cité tant d'exemples et relatifs à des navires, à des masses d'hommes ou même à un seul individu, arrivés d'un lieu infecté du choléra dans un lieu qui jusque là en avait été préservé, et qui en a été ensuite attaqué avec plus ou moins de violence. Malheureusement, la plupart de ces faits, donnés pour bien avérés, ont été déjà reconnus controuvés; d'ailleurs, les mesures de préservation qu'ils commandaient ont, au rapport de médecins dignes d'une entière confiance, été ou insuffisans ou nuisibles. Est-il donc surprenant qu'il y ait divergence d'opinion parmi les gens de l'art même les plus recommandables?

Quand on a voulu faire prévaloir l'opinion de la non-contagion de la fièvre jaune, on s'est étayé de ce que cette maladie ne se développe, abstraction faite des causes individuelles, que par un concours de causes locales combinées à une chaleur excessive. On a vu, en effet, cette fièvre cesser à la disparition de ces causes occasionelles; mais, nous le demandons, en est-il de même du choléra? Ne s'est-il pas montré sous la zone torride comme sous les latitudes septentrionales?

Nous ne le ferons pas, si l'on veut, partir d'un lieu pour envahir tels ou tels autres points du globe; nous ne le ferons pas voyager, en un mot, pour nous rendre ainsi compte de sa propagation. Mais si le choléra épidémique de Paris a été le même que celui de Londres, de Berlin, de Vienne, de

Varsovie, de Moscou, etc.; si le choléra qui a régné et qui règne encore en Europe a justement reçu l'épithète d'asiatique, à cause de sa parfaite analogie avec celui qui, endémique, a fini par devenir épidémique dans l'Inde, méconnaîtrions-nous un mode de transmission quelconque?

Que le choléra épidémique ne soit pas contagieux, qu'il n'émane pas de l'infection, c'est ce dont il semble permis de convenir; mais qu'il se soit développé spontanément en Europe partout où il a régné épidémiquement, c'est ce qui n'est point admissible sans restriction. Des effets supposent une cause, cette cause, pour être insaisissable, inapercevable, ne se juge pas moins par la nature de ses résultats : or, les résultats ont été extraordinaires, insolites; donc elle était nouvelle, particulière. Maintenant, dira-t-on qu'elle a pu se former partout où elle s'est annoncée par ses tristes effets? C'est encore une chose probable, car il a bien fallu qu'elle prît naissance quelque part, et il ne répugne point au sens commun de supposer que partout il a pu se rencontrer les élémens capables de l'engendrer.

Avouons, toutefois, que ce serait un bien singulier hasard que celui par lequel le choléra aurait été spontané dans chacun des pays si nombreux qui, depuis quinze ans, en ont été infectés. Au reste, quand on fait attention que les peuples civilisés ont eu recours à des mesures hygiéniques bien avant qu'ils en fussent atteints, et cela par la seule idée qu'ils en recevraient la visite, idée qui le plus souvent s'est réalisée, n'est-il pas vraisemblable qu'un principe spécial, originaire de telle ou telle contrée, a gagné ensuite successivement ou de proche en proche les populations d'Asie, d'Europe et d'Afrique, où il ne pouvait manquer de paraître toutes les fois qu'il s'est combiné à des causes favorables à son développement? Oui, sans doute; mais la science ne se contente pas d'une vraisemblance qui, comme une prophétie, ne nous rend satisfaits qu'alors qu'elle s'est accomplie. La science exige pour cela une collection de faits, que nous sommes loin de posséder, qui, par leur exactitude, permettent de décider positivement la manière dont le choléra épidémique se propage.

En attendant ce grand résultat, sachons nous imposer de la réserve; elle nous est prescrite même par les partisans éclairés de la non-contagion.

Qui ne sait, par exemple, que M. le docteur Chervin, médecin si recommandable, a demandé, pendant que nous étions à Paris, qu'une commission fût chargée de faire des recherches et des expériences pour s'assurer si le choléra est ou non contagieux, et s'il a été ou non importé chez nous? Cette demande d'un non-contagioniste bien décidé n'est-elle pas une preuve de l'irrésolution dans laquelle on est encore pour établir d'une manière incontestable le mode de propagation du choléra?

Description générale, Marche, Durée, Terminaison du Choléra.

Commençons par grouper et les signes avant-coureurs connus sous la dénomination de prodrômes, et tous les symptômes qui, depuis l'invasion jusqu'à la terminaison, rendent si hideuse la physionomie du choléra.

Signes précurseurs : vertiges; éblouissemens; pesanteur ou douleur de tête; insomnie; diminution de l'appétit ou inappétence; chaleur et irritation à la région épigastrique; nausées ou vomissemens; borborygmes; constipation; coliques sans dévoiement ou avec diarrhée; lassitudes et quelquefois légères crampes dans les membres; anxiétés; la peau a perdu de sa chaleur naturelle aux extrémités, etc.

Il n'est pas indispensable que ces prodrômes soient tous réunis; quelques-uns suffisent pour faire redouter, en temps d'épidémie de choléra, l'invasion de cette cruelle maladie, invasion qui même s'est annoncée quelquefois chez des individus en apparence bien portans. C'est alors que le *facies*, qui jusque là n'avait exprimé qu'une sorte d'inquiétude et de souci, acquiert bien vite tous les caractères particuliers qui l'ont fait appeler cholérique.

Les traits du visage, affaissés, concentrés, rapprochés de la ligne médiane par l'action musculaire, annoncent déjà un trouble plus ou moins grave dans les fonctions organiques. Mais examinons plus spécialement les phénomènes que l'observateur peut apercevoir.

==La peau, rarement sèche, est en général couverte d'une sueur froide; elle perd insensiblement de sa température ordinaire et finit par être d'un froid glacial au nez, aux oreilles, aux extrémités; elle ne tarde pas, chez les personnes blondes principalement, à devenir livide, violacée, à divers endroits du corps, et bleuâtre ou noirâtre aux lèvres et aux ongles. Si on la pince, sur le dos de la main, par exemple, elle conserve quelque temps les plis qu'on a faits; au visage, elle est souvent comme collée sur les os, ce qui fait saillir les pommettes, rend le nez effilé. Les yeux semblent disparaître, tant ils sont enfoncés dans les orbites, étant d'ailleurs à moitié ouverts; ils sont entourés d'un cercle livide, sont quelquefois secs, d'autres fois larmoyans, injectés. La face présente, en un mot, à la fois les traits d'un cadavre et l'expression des souffrances les plus atroces.

Le malade souffre, en effet; il éprouve à cette peau même, qui semble annoncer l'extinction de l'énergie vitale, un degré de sensibilité plus ou moins vive; il a des vertiges, des bourdonnemens d'oreille, l'ouïe dure, sa vue se trouble. Du côté de l'appareil digestif, il éprouve des tiraillemens et une chaleur mordicante à l'épigastre et vers la région de l'ombilic; il est fatigué par des vomissemens, en premier lieu, des alimens contenus dans l'estomac et d'un peu de bile ou de matière verdâtre, puis d'un liquide blanchâtre, aqueux, floconneux, qui a été comparé à de l'eau de riz épaisse, ou à de l'eau dans laquelle on aurait délayé de l'amidon ou de la pâte d'amande; il n'est pas rare de voir ce liquide offrir une teinte rosée et même foncée comme la lie de vin. En même temps ou alternativement, des évacuations par les selles ont lieu et sont en tout semblables à celles qui s'effectuent par les vomissemens; ces déjections sont précédées de borborygmes et de coliques plus ou moins aiguës; elles doivent bientôt cesser sinon par les remèdes, du moins parce que les organes n'ont plus la force de les propager. La soif est inextinguible : le cholérique désire ardemment les boissons froides. La langue, humide, blanchâtre, nette, est quelquefois violacée, fendillée et dans un état de refroidissement notable.

D'abord précipitée, la respiration se ralentit peu à peu, souvent au point de devenir presque nulle. Le malade éprouve alors un nouveau tourment, celui d'une suffocation imminente; aussi pousse-t-il de temps en temps des soupirs comme pour faire entrer dans les poumons une certaine quantité d'air dont il est avide; celui qu'il expire est froid et inodore. Il a le hoquet; la gêne dans l'acte respiratoire rend la voix défaillante et lui donne un timbre qui ne souffre aucune comparaison : on l'a justement appelée voix cholérique.

La circulation, qui, à l'invasion de la maladie, marquait par sa fréquence un dérangement notable dans la santé, se ralentit insensiblement ou tout d'un coup. Le cœur gorgé de sang ne se contracte par cela seul qu'avec peine; les canaux artériels, accoutumés à recevoir un sang hématosé, ne fonctionnent plus que d'une manière désordonnée. Ce fluide privé d'oxigène est noir: ce n'est que du sang veineux qui ne saurait entretenir les propriétés de la vie.

De là, pouls petit, filiforme, quelquefois à peine perceptible. Les urines sont rares ou se suppriment tout-à-fait. En général, les sécrétions physiologiques paraissent suspendues, et nous avons remarqué que les sécrétions pathologiques éprouvent certaines modifications.

Les agens des mouvemens nous offrent aussi des symptômes caractéristiques du choléra. D'après ce que nous venons de dire, on conçoit qu'il doit y avoir une grande prostration. Néanmoins les muscles des membres supérieurs et inférieurs sont assez souvent dans un état de contraction momentanée ou permanente, et d'autant plus grande que les crampes qui tourmentent le malade sont plus vives. Les muscles du dos et du bas-ventre n'en sont pas exempts. Une chose surtout digne d'attention, c'est que les doigts des pieds et des mains sont partiellement ou en totalité maintenus dans le sens de la demi-flexion ou de l'extension, et que les tendons y font alors une saillie remarquable. Nous avons vu des cholériques demeurer ainsi quelque temps immobiles comme atteints du tétanos, tandis que d'autres étaient agités par des convulsions que rien ne semblait devoir apaiser. Toujours accusaient-ils de grandes douleurs dans les membres; souvent ils ne savaient de quelle manière placer leur corps. Nous en avons vu qui, faibles et comme congelés, faisaient des efforts pour se découvrir, tant ils avaient chaud, disaient-ils.

Nous en avons vu un, au contraire, qui, ayant la force de quitter son lit, allait prendre les couvertures de ses voisins pour se couvrir, tant il avait froid.

Rien n'est comparable au supplice auquel les cholériques semblent condamnés; heureux quand une mort prompte vient mettre un terme à leurs maux! Si la nature seule, ou aidée par l'art, est assez puissante pour prendre le dessus, ils passent de l'état algide, ou de concentration, à celui de réaction, et le plus ordinairement il y a afflux considérable de sang dans les cavités splanchniques, notamment au cerveau. Surviennent à cette époque des affections cérébrales qui du moins les rendent insensibles à la douleur; car il est à observer que pendant la marche, la durée de la maladie, ils conservent libres les facultés intellectuelles et peuvent, comme des cadavres vivans, qu'on nous passe cette expression, souffrir et juger de toute l'horreur de leur position.

Toujours la même, la cause efficiente du choléra épidémique produit des résultats différens suivant l'intensité de son action, suivant l'âge, le tempérament, le sexe, les habitudes, suivant l'état de souffrance organique ou morale des sujets soumis à son action. Ce n'est pas dit pour cela qu'on doive admettre plusieurs espèces de choléra; mais cette cruelle maladie est assez variable, et le plus souvent sa marche est si rapide, qu'il est moins possible qu'on ne le pense généralement de reconnaître en elle des périodes bien tranchées. Tantôt elle se déclare d'une manière brusque, ou, en d'autres termes, sans que rien d'apparent l'ait annoncée; tantôt, et c'est le plus souvent, elle ne se développe qu'après des signes précurseurs. Comment, d'après cela, démontrer qu'elle ne cesse pas d'être régulière dans ses attaques comme dans ses effets? Cependant, et bien que la nature se joue de nos distinctions, il n'est pas moins indispensable d'établir des divisions capables de faciliter notre intelligence. C'est pourquoi nous avons divisé le choléra en trois degrés ou périodes, et afin de mieux faire comprendre sa marche, sa durée et sa terminaison, et afin de bien encadrer, pour ainsi dire, quelques-uns des nombreux faits que nous avons recueillis.

Première Période. — Invasion.

Nous venons de dire que le choléra n'était pas toujours précédé de signes précurseurs, que son invasion était quelquefois soudaine. Les symptômes qui la caractérisent se développent alors avec une rapidité étonnante. Or, voici ces symptômes, qui d'ordinaire commencent pendant la nuit ou

dans les premières heures du jour : tête douloureuse, un peu penchée sur l'un des côtés ou portée
en arrière; *facies* cholérique; vomissement brusque, d'abord de portions d'alimens et d'un peu
de bile, ensuite d'une matière d'un blanc sale,
ou grisâtre, ou rosée, contenant des flocons albumineux; abondantes évacuations diarrhéiques ou
dysentériques, le plus souvent sans coliques, mais
ordinairement avec ténesme, et qui ont lieu avec
force; matière ainsi rendue semblable à celle
vomie, présentant quelquefois des stries de sang;
crampes douloureuses, qui, fixées d'abord aux
pieds, envahissent successivement les jambes et
les cuisses, attaquent même les muscles du tronc
et des membres supérieurs, et font pousser au
malade des cris lamentables; sécrétion urinaire
ralentie ou tout-à-fait supprimée; douleurs plus
ou moins aiguës à l'épigastre; soif ardente; langue
large, molle, un peu rouge vers la pointe, humide,
nette ou couverte d'un enduit blanc jaunâtre;
pouls d'abord accéléré, puis petit avec un peu de
fréquence; la peau, halitueuse et chaude, commence de se refroidir aux extrémités; dypsnée;
hoquet; anxiété; débilité générale; son de voix
particulier, faible ou presque éteint.

Observons encore que les crampes, qui sont
l'un des signes pathognomoniques du premier
degré du choléra, ne persistent pas sans alterna-

tives de relâchement; bien plus, nous avons eu l'occasion de remarquer qu'elles étaient périodiques chez quelques individus.

La durée de cette période, variable comme les deux autres, est en général de quelques instans à un ou deux jours.

PREMIÈRE OBSERVATION.

Attaque soudaine de choléra au premier degré, avec horripilation générale et crampes atroces; guérison prompte.

Baudrand (Etienne), âgé de 32 ans, d'un tempérament sanguin, coffretier, éprouve tout-à-coup un violent frisson au milieu de la rue, où il reçoit les premiers secours. Transporté à l'Hôtel-Dieu le 27 avril, il y arrive à quatre heures du soir, et est placé à la salle Saint-Antoine, n° 6. Nous étions alors dans cette salle, et nous notâmes de suite les symptômes suivans : horripilation générale; raideur comme tétanique de la plupart des muscles du tronc; pouls plein, dur; trismus; respiration entrecoupée qui, par le passage de l'air à travers les arcades dentaires rapprochées, devenait sonore; chaleur un peu élevée de la peau, dont la couleur était naturelle; douleurs aiguës dans l'abdomen, particulièrement à l'épigastre ; crainte de la mort. Quelques grains d'ipécacuanha font rendre beaucoup d'alimens contenus dans l'estomac.

Baudrand est ensuite, et en notre présence, plongé dans un bain chaud où il trouve demi-heure après beaucoup de soulagement. Quoique la fréquence du pouls soit bien moindre, on prescrit une saignée du bras d'une livre; mais le sang coulant avec difficulté, il n'est pas possible d'en retirer plus de deux palettes.

Le 28, plus de frissons; pouls accéléré; crampes dans les muscles des membres inférieurs du dos et du cou. — *Saignée* du bras plus copieuse que la première ; *lavemens éthérés ; bain.*

Le soir du même jour, amélioration.

Le 29, le malade a, encore souffert de ses crampes pendant presque toute la nuit. — *Lavemens émolliens; tisane adoucissante; bain chaud.*

Dans la soirée du même jour, amendement notable. Néanmoins Baudrand n'ose se remuer, ni même répondre aux questions qu'on lui adresse, par la crainte de réveiller les crampes qui l'ont si cruellement tourmenté.

Les jours suivans, il marche vers une guérison qui a lieu promptement et sans obstacles.

═ On voit, d'après cette observation, qu'il ne faut pas désespérer du salut des cholériques dès qu'on peut les soumettre assez tôt à un traitement rationnel. Ici l'ipécacuanha, en débarrassant l'estomac des matières alimentaires (viande, lentilles, etc.) dont la quantité a dû contribuer à la production de la maladie, n'a pas été peu salutaire; mais il est permis de soutenir que les saignées abondantes et les bains réitérés ont particulièrement triomphé d'une variété de choléra qui s'est si souvent terminé par la mort. Ce fait sert encore à prouver que, dans le traitement du choléra, le talent du médecin consiste à combattre convenablement les symptômes de la première période pour prévenir le refroidissement et la cyanose des membres, ce qui chez Baudrand eût certainement bientôt succédé aux premiers symptômes.

DEUXIÈME OBSERVATION.

Récidive : premier degré avec crampes violentes; guérison en deux jours.

Davignes, âgée de 27 ans, d'une forte constitution, sortie de l'Hôtel-Dieu où elle avait été guérie d'une affection cholérique grave dans les derniers jours d'avril, tombe tout-à-coup en syncope et est transportée au même hôpital le 3 mai, vers deux heures de relevée; elle avait alors des crampes si violentes aux mollets qu'elle ne pouvait rester dans son lit. Ses douleurs deviennent si atroces, qu'oubliant tout ce qu'elle doit à la pudeur, elle se découvre, s'élance en dehors du lit comme pour réclamer l'assistance des personnes qui l'environnent. Ses plaintes sont déchirantes. — *Frictions sèches avec une serviette chaude, ensuite avec du laudanum liquide.*

Bientôt après, diminution des contractures musculaires qui persistent dans les fléchisseurs des pieds. — *Saignée d'une livre.* Cette évacuation fait relever le pouls déjà beaucoup ralenti. — *Eau à la glace pour boisson ; bain tiède et application de trente sangsues aux cuisses.*

4 mai, la malade est assez bien pour se promener déjà dans la salle, et sort de l'Hôtel-Dieu quelques jours après.

= Au début, cette maladie a été si violente qu'il était à craindre qu'elle ne fût suivie des symptômes qui annoncent une mort prochaine, et pourtant son issue a été aussi prompte que favorable. On ne manquera pas sans doute d'attribuer ce résultat à l'emploi bien ordonné des moyens (les saignées générales et locales) reconnus, dans les derniers temps de l'épidémie, les plus efficaces pour combattre la première période du choléra.

TROISIÈME OBSERVATION.

Choléra au premier degré : vomissemens, selles sanguinolentes, crampes, éruption particulière, délire; guérison.

Dautard (Louise), âgée de 21 ans, infirmière de la salle Sainte-Martine de l'Hôtel-Dieu, tombe malade, après avoir montré beaucoup de zèle dans les soins qu'elle donnait aux cholériques; le 3 mai, elle se plaint de douleurs de tête, d'une faiblesse dans tous les membres, elle vomit.

Placée au n° 73 le 4, à huit heures du matin, elle offre les symptômes suivans : vomissemens d'un liquide grisâtre; coliques violentes; diarrhée copieuse, mêlée de matières glaireuses et sanguinolentes; face rouge; peau chaude; pouls plein, fort. —*Saignée de trois palettes; eau de Seltz pour boisson; lavemens amylacés.*

Le 5, délire; point de vomissement, mais ténesme; suppression d'urine; bas-ventre dur; muscles abdominaux contractés, se raidissant davantage à mesure qu'on exerce une pression sur l'abdomen. — *Vingt sangsues à l'anus; limonade froide.*

Le 6, il y a encore du délire; pouls fort; sueurs abondantes sur toute l'étendue de la peau; langue rouge sur les bords et sèche; soif extrême; crampes qui réveillent la malade et lui font porter la main sur les jambes, où plusieurs muscles sont contractés et saillans. — *Saignée du bras;* le soir, *application de sangsues à la région mastoïdienne gauche; boissons émollientes.*

Le 7, outre ces symptômes, il se manifeste à la partie antérieure du tronc une éruption de taches très rouges, larges, par plaques superficielles séparées par des intervalles plus ou moins grands, ce qui donne à cet exanthème un aspect pemphigoïde; mais il n'y a pas d'élévation au dessus du niveau de la peau; la rougeur de ces taches disparaît à la plus légère pression; urines rares.

Le 8, le délire a cessé, la langue est humectée; une diarrhée blanchâtre et très fréquente survient; les urines sont rendues plusieurs fois; les vomissemens et les crampes des membres se sont renouvelés, ce qu'on a attribué aux boissons chaudes. — *Bain chaud; limonade,* elle est prise avec plaisir.

Le soir, anxiété; sentiment de constriction dans les attaches du diaphragme; la partie supérieure des faisceaux musculaires de l'abdomen est sans cesse dans un état de raideur comme tétanique; plus de crampes dans les membres. — *Lavemens mucilagineux et laudanisés; embrocation huileuse camphrée sur l'abdomen.*

Le 9, l'éruption a disparu; pouls lent et moins fort; langue humectée; la malade est soulagée dans l'attitude assise; elle demande du bouillon, qu'on lui refuse. — *Eau d'orge ; fécule de pomme de terre.*

Le 10 , amélioration sensible et progressive. Dautard passe dans la salle des convalescentes, où elle ne tarde pas à se rétablir.

= Cette observation mérite de fixer l'attention des praticiens par la complication peu commune des symptômes angioténiques avec le choléra et qui expliquent ce signe, le délire, qu'on observe si rarement dans celui-ci. La phlegmasie de la peau, qui affectait une forme pemphigoïde, sert à rendre raison aussi du développement constant des forces circulatoires chez la malade, forces qui ont évidemment enrayé la marche du choléra et prévenu la période de concentration.

QUATRIÈME OBSERVATION.

Choléra au premier degré, avec accès intermittens et symptômes hystériques précédés de prodrômes ; guérison en cinq jours.

Magdelaine Thobert, Alsacienne, âgée de dix-neuf ans, d'un tempérament éminemment sanguin, servante de l'Hôtel-Dieu, ressent depuis quelques jours du malaise, des coliques et la diarrhée. Malgré ses souffrances, elle continue de bien faire son service auprès des cholériques, dans la salle Sainte-Monique, confiée aux soins de M. Magendie.

Le 29 avril, une servante, son amie, déclare que depuis deux jours Magdelaine Thobert éprouve, à trois heures après midi, un frisson violent suivi de vomissemens et de douleurs très vives dans les mollets.

Le 30, à la même heure, nouvel accès accompagné de symptômes hystériques; diarrhée; vomissemens et crampes assez vives pour arracher des cris aigus à la malade. — *Quarante sangsues aux cuisses; potion de Rivière.*

1er mai, retour de l'accès. — *Quinze grains de sulfate de quinine en trois pilules; tisane adoucissante.*

2 mai, encore un accès, mais à dix heures du matin; frisson violent; vomissemens avec douleurs très aiguës à l'épigastre; crampes à tous les muscles des membres; pouls lent; refroidissement des extrémités; couleur normale de la peau. — *Vésicatoires aux cuisses; frictions sèches sur le trajet des muscles contractés; lavement avec demi-gros de sulfate de quinine et trente gouttes de laudanum liquide; décoction de tilleul pour boisson.*

La nuit a été calme.

Le 3, les accès et les crampes ont disparu; encore des symptômes d'hystérie; convalescence.

= Cette observation où l'on voit l'hystérie, avec

le type intermittent qui l'a caractérisée, marcher ensemble avec le choléra et persister même après la guérison de celui-ci, est bien digne de remarque. Il est à considérer aussi que le sulfate de quinine, qui, administré en pilules, a rapproché les accès, n'a pas moins bien combattu la périodicité quand il a été donné en lavement.

═En citant des faits qui s'écartent par des phénomènes particuliers, nous n'avons pas prétendu passer sous silence, sinon tous, du moins quelques-uns de ceux capables de nous fixer sur le premier degré du choléra simple, ou dégagé de tout épiphénomène; quelques observations prises au hasard suffiront pour remplir cette vue.

CINQUIÈME OBSERVATION.

Choléra au premier degré : vomissemens, diarrhée, crampes, rétention d'urine, etc.; guérison en cinq jours.

Biberon (Louise), servante à l'Hôtel-Dieu, âgée de trente-cinq ans, d'une forte constitution, se plaint, le 28 avril au matin, de vertiges, d'éblouissemens, d'un sentiment d'oppression et de gêne à la région épigastrique; elle vomit bientôt après, a des tranchées et la diarrhée, son pouls est petit et peu fréquent. — *Lavemens laudanisés; vomitif*

avec quelques grains d'ipécacuanha; le soir, *eau
de Seltz à la glace pour boisson.*

Le 29, dans la nuit, crampes et raideur extrême
des tendons extenseurs des orteils et des fléchisseurs des doigts. — *Frictions avec l'huile de térébenthine et l'essence de menthe sur les membres
contractés; vingt sangsues appliquées à la vulve;
bain tiède pendant demi-heure, répété trois fois dans
la journée.*

Le 30, amélioration; plus de crampes, mais
vomissemens et diarrhée séreuse; bas-ventre
tendu sans être douloureux; rétention d'urine;
le pouls a perdu de sa lenteur, est plus fort que
pendant les deux jours précédens. — *Saignée
du bras; bain; vésicatoire à la partie interne des
cuisses.*

1er mai, cessation des vomissemens et de
la diarrhée; crampes légères et rares; les gros
orteils restent contractés dans le sens de l'extension. — *Frictions avec un liniment volatil; diète;
eau de Seltz pour boisson; lavement mucilagineux
avec addition de vingt-quatre gouttes de laudanum
de Rousseau.*

2 mai, la malade a bien dormi pendant la nuit;
elle n'éprouve qu'un peu de faiblesse, se lève,
passe dans une autre salle et demande des alimens, qu'on lui refuse. — *Deux bouillons.*

Le 3, convalescence. — *Soupe de semoule.*

SIXIÈME OBSERVATION.

Premier degré : céphalalgie, crampes, vomissemens, diarrhée, horripilation, sueur; guérison.

Maurice, âgé de quarante ans, infirmier de l'Hôtel-Dieu, mange du fromage et boit de la bière à son repas du matin le 27 avril, et deux heures après il rend ces substances par des vomissemens réitérés et plusieurs déjections diarrhéiques. Ce malade avait eu, dix jours auparavant, étant de service comme infirmier, deux hémorrhagies nasales et des crampes aux mollets, crampes qu'on avait calmées au moyen de frictions avec un liniment opiacé.

Placé au n° 50 de la salle Sainte-Martine, il nous présente les symptômes suivans : céphalalgie; douleurs à l'épigastre; crampes aux orteils ; horripilation pendant une heure, suivie d'une sueur générale abondante. — *Limonade pour boisson; application de sangsues vers les régions mastoïdiennes et au creux de l'estomac.*

Le 28, peu d'amendement. — *Saignée du bras de deux à trois palettes.*

Le soir, amélioration notable.

Le 29, le ventre n'a pas cessé d'être douloureux pendant la nuit, mais le malade fait une selle de matière épaisse, et les souffrances abdominales cessent; il n'y a plus ni crampes, ni vomissemens; sueurs abondantes; frissons. — *Tisane de lin gommeuse.*

Le soir, encore des frissons; sueurs.

Le 30, disparition totale des symptômes cholériques. Il est survenu à l'endroit des piqûres des sangsues une tumeur inflammatoire. — *Cataplasme émollient sur cette partie; soupe de riz.*

Maurice, quoique faible, voit ensuite son état s'améliorer de jour en jour et se trouve bientôt rétabli.

= Ce nouveau fait confirme combien sont efficaces, dans le traitement du choléra, les secours administrés d'une manière prompte. En effet, celui qui fait le sujet de cette observation a pu, comme infirmier, recevoir bientôt des soins assidus, ainsi que plusieurs autres infirmiers dont nous avons parlé précédemment.

SEPTIÈME OBSERVATION.

Premier degré : crampes, vomissemens, frissons, etc.; guérison.

Mignot, âgé de 27 ans, boulanger, souffrait de coliques depuis trois jours, avait vomi beaucoup de bile, lorsque le 27 avril il fut transporté à l'Hôtel-Dieu et occupa le n° 42 de la salle Sainte-Martine. Il nous offrit alors les symptômes suivans : épigastralgie ; douleurs de tête ; nausées ; frissons ; crampes aux mollets ; extrémités ayant perdu de leur chaleur naturelle ; pouls plein, dur ; respiration précipitée.—*Tisane de lin gommeuse ; application de sangsues à l'épigastre et de linges chauds aux extrémités.*

Le soir, moins de souffrance. — *Nouvelle application de sangsues au creux de l'estomac.*

Le 28, diminution des symptômes.

Les 29 et 30, le malade peut prendre de légers alimens ; il est en convalescence.

HUITIÈME OBSERVATION.

Premier degré : prodrômes, crampes, vomissemens, diarrhée, etc.; guérison.

Boyer, âgé de 22 ans, menuisier, entré à l'Hôtel-Dieu le 27 avril, avait depuis trois jours présenté quelques-uns des signes avant-coureurs du choléra. A peine mis dans son lit, au n° 49 de la salle Sainte-Martine, nous consultâmes son pouls qui était plein et fréquent, et nous observâmes les symptômes suivans : nausées ; vomissemens ; diarrhée ; ventre contracté, tendu, douloureux ; crampes légères aux pieds ; difficulté de remuer les membres inférieurs; quelques taches rouges à la face plantaire des pieds; engourdissement et comme sentiment de formication aux mains; frissons. — *Sangsues au creux de l'estomac; bains tièdes généraux; tisane adoucissante.*

Le 28, état plus satisfaisant. — *Les bains sont continués.*

Le 29, mieux sensible; plus de crampes ni de diarrhée, plus de gêne dans les membres. — *Mêmes prescriptions.*

Le 30, légers alimens; convalescence.

Deuxième Période. — Période algide, ou de concentration.

C'est bien dans cette période que le choléra épidémique se montre tel qu'il est, c'est-à-dire avec ses caractères si horribles et si lugubres. Non seulement alors il y a augmentation de la plupart des symptômes du premier degré, mais il se manifeste de nouveaux signes pathognomoniques. Le *facies* est éminemment cholérique, c'est un tableau vivant qui exprime la mort; l'œil, enfoncé dans l'orbite et comme atrophié, est entouré d'un cercle livide et à moitié couvert de la paupière supérieure; il représente ou une bien grande agitation de l'ame, où une sorte d'anéantissement. La sclérotique, qui se laisse apercevoir, est souvent sillonnée de zones ecchymosées; la pupille ne se dilate ni ne se contracte; les paupières ont une teinte livide très foncée quand le reste du visage est violet; les larmes ne sont plus sécrétées, mais les cils des paupières sont imprégnés d'une matière sèche et grisâtre; les joues sont décharnées, la bouche à demi ouverte, les lèvres collées sur les dents; les parties saillantes, le nez, les pommettes, les oreilles, etc., sont d'un froid glacial; la langue l'est aussi, et ce froid, qui est d'abord sensible aux pieds, aux genoux et aux mains, tend à envahir tout le corps; partout où il s'est étendu, on observe une espèce de cyanose ou teinte violacée de la peau, qui a perdu sa force contractile et souvent sa sensibilité. Il y a anxiété épigastrique; la respiration s'exécute difficilement; l'haleine est froide. Les pulsations du cœur sont ordinairement ralenties et d'une faiblesse extrême vers le déclin de l'existence physiologique; aussi le pouls devient-il d'autant plus petit qu'on l'explore aux vaisseaux d'un moindre calibre; aux artères radiales, il est filiforme, à peine perceptible. En général, les organes sécréteurs n'exercent qu'imparfaitement ou nullement leurs fonctions.

Dans cet état de concentration, la diarrhée, les vomissemens, les crampes ont continué d'avoir lieu d'une manière plus ou moins intense, finissent par diminuer et disparaître tout-à-fait; le cholérique est alors comme anéanti, et pourtant il répond avec lucidité, mais avec indifférence, aux questions qu'on lui fait : sa voix est si faible qu'il peut à peine articuler les mots; ce qui provient sans doute du peu d'air qu'il inspire, et c'est aussi pourquoi, lorsque les crampes ne le tourmentent plus, il est quelquefois fatigué par le hoquet.

Il est rare que cette période, qui d'ordinaire ne dure que de deux à vingt-quatre heures, se prolonge au delà de deux jours. L'équilibre ne saurait se rétablir que d'une manière graduelle; car si les symptômes cessent tout d'un coup, le bien-être momentané dont le malade se félicite n'est rien moins que le coup de la mort.

NEUVIÈME OBSERVATION.

Deuxième degré dans toute son intensité, prodrômes négligés; mort en deux jours.

Essonier (Jean-Michel), âgé de 33 ans, marchand, demeurant rue des Cartes, n° 2, 12ᵉ arrondissement, se nourrissant assez bien, éprouve pendant cinq jours les signes précurseurs du choléra, puis les symptômes appartenant au premier degré. Il se souvient d'avoir mangé des épinards avant son atteinte cholérique.

Entré, le 6 mai, à une heure, à l'hôpital de la Pitié, il était dans l'état suivant : *facies* cholérique; yeux cernés, caves, abattus, demi-fermés par les paupières supérieures qui semblent lourdes et pesantes; dilatation pupillaire normale; nez froid, pommettes de même; teinte générale du visage violacée; langue sèche, plate, rouge à ses bords, jaunâtre à sa surface; épigastre douloureux; ventre rétracté; selles assez abondantes; vomissemens moins forts et moins répétés qu'au début; pouls radial insensible; battemens du cœur légers, faibles et lents; respiration difficile, accélérée; le malade est obligé de soulever avec effort les parois de la poitrine dans les mouvemens d'inspiration; voix presque éteinte; crampes moins fortes qu'au début et seulement dans les membres inférieurs; froid glacial; mains, ongles violacés; pulpe des doigts rétractée comme sur les cadavres. — *Limonade pour boisson; boules chaudes aux extrémités; quart de lavement amidoné; cataplasme émollient sur l'épigastre.*

7 mai au matin : tous les symptômes sont devenus plus graves; extrémités glacées; yeux aux trois quarts fermés; la bouche entr'ouverte; lèvres

décolorées; respiration haletante, pénible. —
*Vésicatoire à l'épigastre; sinapismes appliqués trois
fois aux membres inférieurs; trois lavemens avec
huit gouttes de laudanum de Sydenham; potion
composée de* iv *onces d'infusion de mélisse et de* i
once de sirop diacode.

Le malade a succombé à une heure et demie.

NÉCROPSIE.

Habitude extérieure : taches cyanosées à diverses
parties de la peau, notamment aux extrémités inférieures; doigts des pieds et des mains contractés
et éloignés les uns des autres.

Tête : peu de sang dans les sinus; artères, surtout la méningée moyenne, plus gorgées de sang
que les veines qui n'en contenaient qu'une petite
quantité d'une couleur moins foncée; substance
blanche sablée; piliers de la voûte ramollis; substance grise plus pâle que d'ordinaire, injectée;
substance grise du cervelet plus injectée que dans
le cerveau; aucun fluide entre les couches de cet
organe; nerfs un peu rouges près de leur origine.

Rachis : léger épanchement de sérosité dans la
cavité de la dure-mère; quelques plaques semi-
cartilagineuses à la partie postérieure de l'arachnoïde; membranes et substance grise plus injectées qu'habituellement; le trisplanchnique dans

l'état normal; les nerfs sciatiques extrêmement rouges; glandes cervicales supérieures légèrement injectées à leur surface; thyroïde vide de sang.

Thorax : adhérences nombreuses des plèvres costale et pulmonaire; ecchymoses par exhalation dans le tissu parenchymateux, principalement à la partie antérieure; sang veineux extravasé dans les poumons; sérosité albumineuse dans le péricarde, et semblable à la bave des asphyxiés; adhérences récentes entre le péricarde et le cœur; plaques sur celui-ci; ecchymoses au dessous de la membrane interne; sang écumeux dans le ventricule gauche; membrane de l'aorte épaisse et facile à déchirer; sang veineux, noir dans les artères.

Abdomen : injection vasculaire de la muqueuse gastrique; légères ecchymoses; follicules dans le duodenum; nombreuses granulations de la valvule ileo-cœcale au duodenum; éruption miliaire disséminée à la surface muqueuse du jejunum, confluente et disposée par plaques dans la partie moyenne de l'ileum; les pustules plus rapprochées sont transparentes dans quelques points et ressemblent au millet de la peau; elles sont arrondies à leur surface libre et ne présentent pas, comme les granulations de la valvule ileo-cæcale, des orifices béans à leur centre; liquide gris verdâtre dans l'estomac, jaunâtre dans le jejunum, jaune grisâtre dans la première partie de l'ileum, et de couleur amidonée, rouge et framboisée, dans la seconde partie de cet intestin et dans le colon; foie volumineux ramolli; vésicule biliaire distendue par une grande quantité de bile; rate dans l'état normal, peu gorgée de sang; vessie rétractée et vide.

DIXIÈME OBSERVATION.

Deuxième degré : état algide, cyanose; mort huit heures après l'entrée à l'hôpital et vingt-huit heures après l'invasion.

M., ouvrier compositeur de l'imprimerie royale, âgé d'environ cinquante ans, entré le 27 avril à l'hôpital Saint-Louis, placé à la salle Saint-Laurent, n° 28, service de M. Biett, nous présenta les symptômes suivans : couleur violacée de la peau dans la presque totalité de son étendue; yeux enfoncés dans les orbites; traits de la face tirés en dedans; crampes violentes aux membres inférieurs; froid glacial aux mains, aux pieds, à la langue, aux ailes du nez; vomissemens abondans et selles fréquentes de matière semblable à de la pâte d'amande délayée dans l'eau; pouls à peine sensible; ralentissement des pulsations de la radiale. — *Eau de mauve émulsionnée à la glace; deux ventouses sur la région iléo-cœcale; vingt*

*sangsues à l'anus, et cataplasme émollient lauda-
nisé sur le ventre.*

Aphonie; mort huit heures après.

Tête : épanchement considérable de sérosité
dans les ventricules; infiltration séreuse dans l'in-
tervalle des circonvolutions; injection très marquée des méninges; substance corticale colorée
en bleu clair; la médullaire d'un blanc sale et
offrant un exsudation sanguine sablée, beaucoup
plus marquée dans la protubérance annulaire et
ses prolongemens que dans les parties du cerveau
rapprochées des hémisphères; artère basilaire
très distendue par un sang noirâtre; origine des
nerfs optiques d'une couleur rosée.

Rachis : un peu de sérosité.

Thorax : cœur très volumineux; caillots fibri-
neux dans le ventricule droit, sans liquide dans
le gauche; poumons sains, mais adhérens à leurs
bords postérieurs; follicules muqueux très développés dans la partie inférieure de l'œsophage;
sécheresse extrême de la plèvre.

Abdomen : vésicule du fiel distendue par une
bile noirâtre poisseuse; muqueuse gastrique d'une
couleur rosée, ainsi que la plus grande partie de

celle qui tapisse les intestins grêles; ces derniers sont remplis d'un liquide albumineux pareil à celui qui avait été rendu dans l'acte du vomissement; développement des glandes de Peyer à la partie inférieure de ces intestins.

ONZIÈME OBSERVATION.

Deuxième degré : période algide, cyanose, soif intense, etc.; mort en deux jours.

Bienvenu (Jean-Jacques), âgé de quarante-huit ans, adonné aux boissons spiritueuses, entré à l'hôpital Cochin, ayant eu une indigestion.

Symptômes : dévoiement très abondant; puis, deux heures après, vomissement; crampes fréquentes et fort douloureuses aux extrémités inférieures; yeux caves, cernés; regard fixe, abattu; état algide bien prononcé; extrémités rétractées et colorées, ainsi que la face, d'une teinte foncée; langue froide; respiration courte et fraîche; pouls presque nul; abdomen insensible.

Le soir : crampes très violentes; soif ardente; deux vomissemens; le malade dit avoir uriné; sa voix est éteinte. — *Frictions anodines ; tilleul chaud pour boisson; quart de lavement amilacé.*

Deuxième jour : la moindre pression à l'épigastre détermine des crampes; même état que la veille ; seulement le malade a poussé plusieurs selles lie de vin. — *Ipécacuanha, trente grains en trois doses ; tilleul chaud.*

. Six heures du soir : deux vomissemens; extrémités froides ; trois selles liquides, sanguinolentes; urines; crampes légères aux doigts des pieds; épigastralgie. — *Infusion de tilleul; quart de lavement amilacé et laudanisé.*

Troisième jour : trois selles liquides sanguinolentes; urines; respiration difficile; mêmes symptômes d'ailleurs que précédemment. — *Douze sangsues à l'anus.* Mort à midi.

NÉCROPSIE.

Habitude extérieure : taches cyaniques sur la peau des bras; système musculaire arrondi, saillant, dans un état de contraction.

Tête : substance cérébrale sablée de sang noir qui suinte par la pression; sérosité dans les ventricules et dans l'épaisseur du plexus-choroïde; dureté assez considérable du bulbe de la moelle; léger épanchement sanguin dans le cervelet.

Thorax : poumons sains; cœur comme hypertrophié; sang épais, gélatineux, noir dans les vaisseaux artériels.

Abdomen : estomac non injecté; contraction du petit cul-de-sac; jejunum rouge, rougeur qui continue et devient très intense à la terminaison de l'intestin grêle, où les plaques de Peyer sont très développées ; colon injecté dans toute son étendue, contenant à l'os iliaque une matière lie de vin ; rougeur considérable du tissu sous-muqueux ; en passant le scalpel à la surface on fait suinter le sang, et la rougeur disparaît ; vessie contractée, de la grosseur d'une petite pomme, ses parois épaisses.

═Cette observation, ainsi que beaucoup d'autres, prouve que l'absence des urines n'est pas un symptôme assez constant pour être considéré comme l'un des plus caractéristiques du choléra. Néanmoins il a été question ici d'un cas assez grave, puisqu'il a été au dessus des ressources de l'art.

DOUZIÈME OBSERVATION.

Deuxième degré : état algide, cyanose, taches rougeâtres, crampes, etc.; mort quatre jours après l'entrée à l'Hôtel-Dieu.

Hoursac, âgé de vingt-six ans, portant un vice de conformation qui consistait dans l'absence des dernières phalanges des quatre derniers doigts de chaque main, atteint de vomissemens et de diarrhée depuis quelques jours, entre à l'Hôtel-Dieu, salle Sainte-Martine, n° 6, le 26 avril au soir; et nous le voyons le 27 au matin.

Symptômes : Coloration violette de la face ; bouche béante ; yeux ternes et hagards ; décubitus constant sur le côté droit ; refroidissement des extrémités ; pouls à peine sensible ; suppression d'urines ; vomissement fréquent d'une matière jaunâtre, liquide et peu abondante ; selles rares et parfois sanguinolentes, semblables à de la lavure de chair. — *Eau de Seltz à la glace ; fomentations chaudes sur les extrémités inférieures ; lavement laudanisé ; vésicatoires à la partie interne des cuisses.*

28 avril : cyanose très prononcée aux extrémités ; taches rougeâtres dans quelques points et notamment à la partie antérieure du tronc, variables en étendue et ayant l'aspect du *morbus maculosus de Werlof*, n'en différant que par la teinte plus foncée qu'elles ont et par leur facilité à disparaître sous la moindre pression, et à se reproduire dès qu'elles cessent d'être comprimées ; langue sans enduit à sa base, contractée et froide à sa pointe ; persistance des vomissemens avec oppression et angoisses inexprimables ; suppression constante des urines. — *Eau de Seltz ; application de linges chauds sur le tronc ; sinapisme à la région antérieure de la poitrine.*

29 avril : l'état du malade s'aggrave ; le refroi-

dissement gagne les parties élevées des membres ; la cyanose s'étend aux coudes et aux genoux ; les taches de quelques points de la surface du corps augmentent de largeur, elles disparaissent plus lentement à la pression ; respiration froide ; pouls nul aux radiales, à peine perceptible au voisinage du tronc ; langue toujours froide, rouge, sèche ; yeux caves, rougeâtres et injectés. — *Mêmes prescriptions.*

Le 30, à huit heures du matin : symptômes comme le jour précédent ; prostration plus grande; surface de la poitrine où le sinapisme a été appliqué devenue jaunâtre et comme ecchymosée; les taches, qui étaient de couleur framboisée ou *hortensia*, sont à présent violettes et ne s'effacent nullement à la pression.

Le soir : intensité plus marquée des symptômes; agonie; mort dans la nuit, les facultés sensoriales n'ayant pas cessé d'être libres.

NÉCROPSIE.

Habitude extérieure : cyanose des extrémités, la même que pendant la vie; disparition totale des taches violettes, si apparentes aux derniers instans, ainsi que nous l'avons dit.

Tête : cerveau fortement injecté, substance sablée.

Thorax : adhérences nombreuses entre les plèvres costale et pulmonaire; dans les poumons,
au lobe moyen, des tubercules dont quelques-uns
commençant à se ramollir; poumons peu crépi-
tans, gorgés de sang; emphysême; cœur contenant du sang noir et poisseux; artères pleines
d'un sang veineux; veines dans un état de flacci-
dité.

Abdomen : estomac vide; muqueuse gastrique
injectée et sèche; pylore contracté; invaginations
nombreuses et récentes des intestins, qui sont
phlogosés; muqueuse intestinale parsemée de taches et de granulations miliaires; éruption tout-
à-fait distincte, par sa forme et l'absence d'un
crypte muqueux au centre de chaque bouton, des
glandes et des plaques que Brunner et Peyer ont
décrites et qui se rencontrent dans la dothinen-
térite et la plupart des phlegmasies aiguës de la
muqueuse intestinale; foie volumineux; vésicule
du fiel distendue outre mesure, contenant une
bile noire qui n'est ni concrète ni sirupeuse;
vessie rétractée et vide.

═On se persuade aisément que, dans ce cas,
l'état du sujet se prêtait à une réaction qui, pour
n'avoir pas été convenablement secondée, ne s'est
pas opérée. En effet, n'a-t-elle pas été enrayée par
des stimulans dont le moindre inconvénient était

d'accroître la concentration? Des bains généraux, plus ou moins chauds, etc., ne l'auraient-ils pas mieux favorisée, puisqu'il y avait des traces de phlegmasie, que des sinapismes et des vésicatoires?

Troisième Période. — Période de réaction.

Le degré qui précède ne pouvant être de longue durée, l'extinction des propriétés vitales est prochaine, si la nature médicatrice ou l'art ne fait pas diminuer les symptômes de concentration au point que les fonctions interverties se rapprochent de leur état normal. Ce changement, remarquable dans la marche du choléra, c'est le passage de la deuxième période, ou algide, à la période de réaction. Or, à aucune époque, les jours du cholérique ne sont plus compromis que dans cette transition : c'est que celle-ci, loin de s'effectuer toujours d'une manière graduelle et modérée, a lieu le plus souvent par des mouvemens ou trop faibles pour pouvoir la compléter, ou assez violens et désordonnés pour produire de graves complications.

On conçoit d'après cela combien est difficile la

tâche du praticien qui se charge de provoquer une réaction dont l'issue soit favorable. Etudiée dans ses divers modes de développement, la troisième période présente des différences qu'il convient de distinguer.

Quand elle est régulière et modérée, la circulation se ranime progressivement, le pouls se relève, et conséquemment la peau reprend peu à peu sa chaleur et sa couleur naturelles. Les vomissemens et la diarrhée s'amoindrissent ou cessent tout-à-fait; les crampes ne se font bientôt plus sentir; les sécrétions s'exécutent; la soif est moindre; la langue devient chaude et légèrement rouge sur les bords; la respiration est plus facile; le visage n'est bientôt plus cholérique; les traits annoncent une sorte de satisfaction intérieure; le timbre de la voix redevient naturel; le malade goûte la douceur du sommeil dont il était privé.

La réaction est-elle insuffisante, les fonctions organiques ne se raniment qu'avec lenteur et d'une manière irrégulière; l'état algide et la cyanose restent à peu près les mêmes, parce que le pouls, petit et précipité, a peine à se relever; la langue et l'haleine demeurent froides; la peau est humide, visqueuse et fraîche; le visage, toujours cadavéreux, présente quelque chose de plus, exprimant le trouble qui naît de l'impulsion redonnée à l'organisme; les yeux sont humides et ternes; il y a une plus grande perte de forces, parfois du délire; et alors que les sécrétions et les excrétions sont tout-à-fait suspendues, il en résulte un calme dont on ne saurait se réjouir, puisqu'il est le prélude de la mort.

Si la réaction est surabondante, qu'elle s'annonce avec véhémence, le torrent circulatoire, qui était calme et pour ainsi dire stagnant, devient impétueux; le pouls acquiert de la plénitude, de la dureté et beaucoup de fréquence; la fièvre s'allume, la face est vultueuse, les traits s'animent, les yeux s'injectent et sont larmoyans, la peau se réchauffe; il y a turgescence sanguine au cerveau, aux poumons, etc.; et quelque puissans que soient les moyens thérapeutiques employés, en général les malades succombent promptement aux phlegmasies, aux congestions qui proviennent de ce désordre.

On a vu aussi la période de réaction, qui ne dure que quelques heures et rarement plus de deux jours, être précédée, mais plus ordinairement compliquée, des caractères particuliers au typhus, et tels que : débilité générale; prostration; état de stupeur; coma; délire; anxiété épigastrique; fuliginosité des dents et des gencives; langue sèche, dure et de couleur cuivrée; peau sèche et brûlante au toucher; yeux chassieux; conjonctives injectées; état pulvérulent des narines; mouvemens convulsifs des membres; soubresauts des tendons, etc.

Les premiers cholériques que nous vimes à l'Hôtel-Dieu, dans la troisième période, étaient dans une agitation si grande et qui contrastait tant avec l'état de calme apparent d'autres cholériques placés à côté d'eux, qu'ils fixèrent vivement notre attention. Nous regrettions de ne pouvoir connaître toutes les circonstances qui avaient précédé leur maladie, comme il nous fut pénible de ne pouvoir ensuite nous livrer à toutes les investigations anatomiques nécessaires.

Du moins avons-nous saisi avec empressement les symptômes de deux de ces cholériques, et nous n'avons pu résister à l'idée de les retracer ici, bien que ces deux faits ne doivent paraître complets que jusqu'à un certain point.

TREIZIÈME OBSERVATION.

Troisième degré : état algide, cyanose, réaction incomplète; mort.

Un homme âgé d'environ trente-deux ans, entré à l'Hôtel-Dieu le 24 avril, occupait le n° 28 de la salle Saint-Antoine. Il eut des vomissemens, des selles liquides, copieuses et fréquentes, suppressions d'urine, crampes, etc.; il éprouva les symptômes caractéristiques de la période algide. Nous le vîmes pour la première fois le 26, et voici ce que nous eûmes occasion de noter : décubitus latéral; stupeur; affaissement; traits de la face décomposés; couleur d'un blanc mat et cadavéreux de la peau qui la recouvre, ainsi que des tégumens de la partie antérieure du tronc; front ridé; regard hébété; globe oculaire enfoncé dans l'orbite; teinte livide des paupières; sillon profond et transversal au bord adhérent de l'inférieure; ventre dur; muscles abdominaux rétractés; ombilic très enfoncé; membres inférieurs dans la demi-flexion; raideur, prédominance permanente dans la contraction des fléchisseurs; orteils raides et alternativement placés dans la flexion et l'extension; refroidissement extrême de la surface extérieure du corps, et notamment des extrémités abdominales ; couleur d'un rouge violacé sur quelques points; langue mollasse, pâle et froide surtout vers la pointe, aucun enduit ne la recouvre, elle est humectée, tremblotante, dure et rétractée vers la base; sens libre; absence du pouls aux radiales, il est peu distinct sur le trajet des carotides, et même très obscur sur la région du cœur; aucun gonflement n'existe sur le trajet des grosses veines, mais injection manifeste du système capillaire; engorgement, sans distension considérable, des veines des troisième et quatrième ordres; elles cèdent facilement par la pression, et le sang y revient avec lenteur.

Sous l'influence de moyens capables de réveiller les propriétés de la vie, ou peut-être à l'époque décidée par la nature, la réaction se montre quelques instans, mais elle n'est pas assez soutenue pour rétablir l'équilibre. Le pouls se relève, la peau reprend de sa température normale, la langue se réchauffe et rougit, l'énergie semble renaître; mais tout d'un coup prostration plus considérable que jamais, absence du pouls, respiration presque nulle, etc.; mort dans l'après-midi du 26.

QUATORZIÈME OBSERVATION.

Troisième degré : état algide, cyanose, réaction irrégulière; mort.

Un jeune homme âgé d'environ vingt-cinq ans, évacué depuis deux jours de la salle Sainte-Martine à la salle Saint-Antoine, n° 30, passait de la seconde période à celle de réaction, lorsque nous le vîmes d'abord le 26 avril. Il nous offrit alors les symptômes suivans : décubitus sur le côté gauche; point de contracture dans les membres; face colorée en rouge à gauche; couleur naturelle de la pommette droite; chaleur normale à la tête, au tronc, diminuant insensiblement vers les extrémités; le re-

froidissement des doigts et des orteils, qui avait
été glacial, était moindre; sens peu libres; répon-
ses brèves ou silence obstiné; peu d'altération
aux traits de la face; yeux larmoyans; ventre sil-
lonné à la région épigastrique, douloureux et
aplati aux régions de l'ombilic et de l'hypogastre;
langue dure, épaisse, immobile, sèche, aride et
fendillée; point d'enduit fuligineux; muqueuse
des gencives et des lèvres décolorée; pouls fréquent, dur, très distinct sur le trajet des artères
superficielles; respiration difficile et par fois suspirieuse; surdité du côté gauche; inquiétude;
céphalalgie intense; hoquet; déglutition pénible;
diarrhée.

Le 27, le malade s'est levé plusieurs fois dans
la nuit pour prendre les couvertures du lit de son
voisin et s'en recouvrir, ayant, disait-il, un froid
excessif; les extrémités sont devenues, en effet,
plus froides; d'ailleurs mêmes symptômes que la
veille.

Le 28, la réaction n'a pu évidemment se soutenir, outre qu'elle n'a pas marché d'une manière
franche; la langue est d'un froid glacial; absence
totale du pouls aux radiales et aux autres artères
placées superficiellement, il est à peine sensible
aux carotides; l'air expiré est froid, le visage est
cadavéreux; abdomen dur et rétracté; mort le
même jour à dix heures du matin.

QUINZIÈME OBSERVATION.

Troisième degré : état algide, cyanose, réaction modérée; guérison.

Paris, Etienne, âgé de cinquante-sept ans, cultivateur, vivant bien, présente les symptômes suivans, après son entrée à l'hôpital Cochin.

Premier jour : dévoiement; peu d'urines; yeux larmoyans; face colorée; nez froid; extrémités froides, violettes; sentiment de brisement des membres; pouls filiforme, lent; peau sèche; respiration peu gênée et froide; voix peu altérée; ventre douloureux à la pression. — *Eau de gomme; six grains de sulfate de quinine; application de douze sangsues à l'épigastre.*

Les deux jours suivans, à peu près même état.

Le quatrième jour, à sept heures du matin, pouls relevé; douce réaction sans sueur; vomissement chaque fois que le malade prend une cuillerée de potion avec la quinine; point de selles ni d'urines; céphalalgie.— *Douze sangsues à l'anus; émulsion; un quart de lavement laudanisé; six grains de quinine.*

Sept heures du soir : plus de vomissement; selle provoquée par le lavement; urines; céphalalgie légère. — *Emulsion; quart de lavement;*

six grains de quinine; douze sangsues derrière les oreilles.

Cinquième jour au matin : urines abondantes; une selle liquide; pouls petit, lent; extrémités froides; langue un peu sèche. — *Emulsion; quart de lavement; six grains de quinine; cataplasme si- napisé aux cuisses.*

Le soir, langue humide; pouls lent; le malade a uriné cinq fois. Mêmes prescriptions, à l'exception du sinapisme.

Sixième jour : pouls naturel; état général satis- faisant; abdomen rétracté non douloureux.

Septième jour : Urines abondantes. — *Emul- sion; lavement; bouillon coupé.*

Dixième jour : guérison.

SEIZIÈME OBSERVATION.

Troisième degré : réaction violente, état typhoïde; mort.

Au n° 28 de la salle Saint-Victor de l'hôpital Saint-Louis, nous vîmes, le 27 avril, un jeune homme pléthorique qui, depuis deux jours, atteint du choléra, avait eu des vomissemens fréquens, des selles nombreuses et abondantes, pouls pres- que nul, couleur violacée de la peau, etc.

Lorsque nous l'examinâmes nous eûmes à noter : assoupissement carotique profond; privation des facultés sensoriales; injection de la conjonctive; contorsion et renversement en haut du globe de l'œil; large tache cyanique sur les parties latérales du cou, aux mains et aux pieds; suppression d'urine; contraction des membres dans le sens de la flexion; raideur et saillie considérable des muscles et des tendons; respiration suspirieuse; état de torpeur.

Au début, on avait prescrit de l'eau de Seltz, du sous-nitrate de bismuth selon la méthode de Léo, pour arrêter les vomissemens; plus tard, à l'apparition de la cyanose, on avait fait prendre de la poudre de charbon; enfin, lorsque la prostration fut plus grande, on crut devoir appliquer des sangsues aux régions mastoïdiennes, et des ventouses scarifiées sur la suture sagittale. Les derniers symptômes d'assoupissement annonçant une lésion profonde du cerveau, on eut recours à l'application du marteau brûlant, suivant la méthode de Mayor, à la région occipitale. Cette médecine énergique n'a pu empêcher la mort du malade, survenue dans la journée du 27.

NÉCROPSIE.

Habitude extérieure : couleur violacée de plusieurs parties du corps, et notamment des membres inférieurs.

Téte : injection sanguine de la pie - mère ; développement des glandes de Pacchioni sur la portion d'arachnoïde qui tapisse les hémisphères dans le voisinage de la faux ; infiltration séreuse dans les circonvolutions ; protubérance annulaire bien engorgée ; toile choroïdienne et plexus choroïdes très injectés ; blanc mat dans quelques points de la pulpe cérébrale ; substance grisâtre des couches optiques et des corps striés plus foncée que dans l'état naturel.

Thorax : rien de remarquable, si ce n'est de nombreuses adhérences entre les plèvres costale et pulmonaire ; cette membrane était loin d'être sèche, comme on l'a observé dans d'autres cas.

Abdomen : membrane muqueuse de l'estomac peu rouge, offrant cependant des villosités prononcées dans le grand cul-de-sac ; intestins grêles plutôt injectés que devenus le siége d'une inflammation ; cependant la muqueuse était ramollie et cédait à la moindre traction. Cet intestin, vers sa partie inférieure, offrait une infiltration plus considérable dans la tunique séreuse qu'à la surface interne. On apercevait çà et là une légère éruption miliaire. La vésicule du fiel était très distendue par une bile poisseuse, noirâtre ; la vessie, rétractée, ne contenait point d'urine.

= Nous ne ferons pas ici du *diagnostic* un article spécial. Nous avons déjà fait remarquer qu'il fallait voir des cholériques pour se former une idée juste de leur état maladif. Néanmoins un coup d'œil attentif jeté sur le tableau que nous avons tracé de la symptomatologie du choléra suffit pour qu'on ne puisse confondre cette maladie avec aucune autre, pas même avec le choléra sporadique qui est bien différent.

Nous ne retracerons pas les signes pathognomoniques propres à chaque période; nous dirons seulement qu'ils ne sont pas tellement nombreux ni si imperceptibles qu'on ne puisse se les représenter et les reconnaître aisément.

Pronostic.

La connaissance des signes qui permettent de prévoir l'issue d'une maladie est assez importante, a été assez recommandée par le père de la médecine pour qu'elle ne fût pas négligée tant que nous avons eu des occasions d'observer le choléra. Or, nous avons noté des symptômes qui font établir un pronostic heureux et un pronostic plus souvent malheureux.

Dans le premier cas, nous devons ranger, 1° la diminution et l'amendement progressif des symptômes qui constituent chaque degré; 2° la cessation de bonne heure du vomissement, pourvu que l'anxiété ne soit pas extrême, que l'agitation se dissipe, que les crampes n'arrachent pas des cris au malade, qu'il n'y ait pas de hoquet; 3° la teinte verdâtre des déjections alvines; 4° l'état normal du pouls, d'où résulte la disparition de l'état algide, des teintes violacées, etc.; 5° le jeune âge, au dessus de quatre à cinq ans jusqu'à l'âge viril, etc.

En général, les femmes jeunes ou d'un âge moyen ont compté parmi elles plus de guérisons que les hommes.

Les signes sont fâcheux lorsqu'ils s'annoncent avec violence ou qu'ils augmentent d'intensité; lorsque le froid et la cyanose foncée existent simultanément; que le malade laisse la tête et les membres obéir aux lois seules de la pesanteur; que la tête est fortement rétractée en arrière et que le cou fait saillie en avant; qu'il y a inégalité de dilatation dans les deux pupilles; lorsque la réaction est incomplète, ou qu'étant surabondante elle ne peut être modérée; qu'il reste une douleur fixe sur un organe essentiel à la vie; qu'il y a complication de l'état typhode; que la maladie se déclare pendant la gestation; qu'elle attaque les nouveaunés, des individus faibles, tels que les vieillards,

ceux valétudinaires ou atteints déjà de quelque
autre maladie. Enfin, une chose remarquable, c'est
que le refroidissement qui fait descendre la température du corps à 18 degrés est mortel chez les
cholériques.

Nature et siége du Choléra.

Jusqu'à présent les opinions sur la nature et le
siége du choléra n'ont été fondées que sur des
conjectures tirées de l'altération vitale des organes
plus particulièrement affectés; ce qui, sans doute,
tient moins au défaut de notions sur les lésions
anatomiques, qu'à la négligence du plus grand
nombre des médecins à établir un parallèle entre
cette nouvelle épidémie et celles, déjà connues,
qui fixent leur siége sur la peau ou les membranes
muqueuses, dont la forme et le caractère varient
suivant la nature et l'espèce d'éruption qui se
développe.

Assurément ceux-là ont été fondés qui, considérant la nature et la gravité des symptômes, la
marche rapide et prompte du choléra, l'ont fait
consister dans une lésion profonde des systèmes
nerveux cérébro-spinal et ganglionaire; mais cette
idée, au moyen de laquelle on explique presque

tous les phénomènes attachés aux épidémies, nous empêcherait-elle de rechercher les rapports qui peuvent exister entre le choléra asiatique et certaines maladies qui règnent parmi nous, maladies dont l'invasion en Europe fut annoncée par des symptômes nerveux tout aussi graves, et par une phlegmasie ou une éruption caractéristique à la surface de la peau ou des membranes muqueuses?

L'histoire de l'art nous apprend que les épidémies avaient déjà pour siége l'une de ces deux surfaces, alors que la majeure partie des maladies dites essentielles paraissait ne consister que dans la lésion du principe vital. Aujourd'hui que les affections *sine materiâ* ont disparu des cadres nosologiques, il doit paraître étrange qu'on cherche à faire revivre cette erreur de nos pères, en attribuant le choléra à un principe délétère auquel on refuse la propriété contagieuse, bien qu'il soit, ce semble, venu des bords du Gange aux rives de la Seine.

Néanmoins, si l'on eût tenu compte de toutes les remarques capables de faire assigner au choléra épidémique un siége spécial et bien déterminé, nous n'aurions pas vu les médecins de la capitale et même les commissaires de l'académie de médecine garder le silence sur l'éruption que M. Serres, de l'institut, a le premier signalée sur le corps des cholériques ; cette éruption méritait d'autant plus d'être mentionnée que jusqu'à ce jour elle est le seul résultat cadavérique qui permette d'établir de l'analogie entre le choléra et d'autres épidémies avec lesquelles il a d'ailleurs assez de ressemblance.

Les boutons qui constituent ce nouvel exanthème, développés sur toute la muqueuse du tube digestif, notamment sur l'intestin grêle, varient selon les sujets, quant à leur nombre, leur forme, leur volume et relativement à l'époque de leur apparition, comme à l'épaisseur du tissu qu'ils comprennent.

En général disséminés également à la surface libre de l'intestin, ils n'en occupent quelquefois qu'une étendue circonscrite, et, dans ce cas, ils sont disposés par plaques ovalaires à peu près semblables à celles décrites par Peyer, mais qui toujours diffèrent de ces dernières par l'inégalité, la grosseur des pustules; celles-ci sont rarement assez nombreuses pour être confluentes et cohérer entre elles, comme dans le développement accidentel des glandes de Brunner et des follicules agminés, avec lesquels on ne saurait les confondre, vu l'absence d'un orifice béant à leur centre et la forme arrondie qu'elles présentent à leur surface libre. Nous tenons du professeur Bouillaud que cette éruption se rencontre chez les cholériques dans la proportion de *six sur sept*. Les pustules sont peu apparentes et très rares chez ceux qui succombent en peu de temps, sans avoir éprouvé les signes précurseurs, et chez ceux qui ont été dans un état d'apyrexie, dès le début du choléra, avec cyanose et refroidissement; elles sont très larges, saillantes et à base large sur les individus morts dans la période de réaction ou dans un état typhode.

Notre étonnement fut grand en voyant les observateurs porter une grand attention, dans les amphithéâtres, sur cette éruption, tandis que ceux qui écrivaient sur le choléra de Paris ne daignaient pas en parler, et tandis que dans les nécropsies les plus petites taches, les infiltrations superficielles dues à la stase du sang dans les points déclives après la mort, étaient décrites et signalées avec un soin particulier.

Cet oubli ne serait-il pas dû au peu d'importance que le médecin de l'hospice de la Pitié aurait lui-même attachée à sa découverte, en la comparant à la *gale* et en la désignant par le nom de *psorenterie?* N'y a-t-il pas eu des découvertes qui ont été long-temps ignorées, faute de leur avoir donné une dénomination propre à en faire apprécier toute l'utilité?

On s'est donc peu occupé de la *psorenterie*, et les médecins, ne voyant en elle qu'une éruption comparée à la gale, ne l'ont considérée que comme un épiphénomène du choléra, bien qu'ils la rencontrassent souvent.

Nous en fûmes nous-mêmes si frappés à l'examen des premiers cadavres que nous ouvrîmes à
l'hôpital Saint-Louis, que nous ne cessâmes d'en
étudier les variétés dans les autres amphithéâtres,
et notamment à celui de la Pitié. Un examen attentif fait sur un grand nombre de cadavres et sur des
portions d'intestin exposées à une macération
prolongée, nous ont bientôt convaincus que cette
éruption avait la plus frappante analogie avec le
millet de la peau, et que ce serait donner une idée
plus exacte de sa forme et de sa nature que de la
considérer comme une *miliaire intestinale*.

Le caractère des boutons ainsi déterminé, il se
présenta à notre esprit une foule de considérations
qui, en rendant incontestable leur ressemblance
avec celle de la miliaire cutanée, nous conduisi-
rent à faire des rapprochemens remarquables entre
les principaux symptômes des deux éruptions.
Or, voici sur quels motifs nous avons cru pouvoir
appuyer cette idée fondamentale.

La peau et les membranes muqueuses sont considérées comme deux vastes enveloppes qui com-
muniquent entre elles par les nombreux vaisseaux
qui viennent s'ouvrir à leur surface respective, à
l'aide des orifices exhalans cutanés d'une part et les
bouches absorbantes des cryptes muqueux d'autre
part. Nous pouvons, par cette union anastomoti-
que, mieux expliquer les rapports qui lient en

maladie comme en santé les fonctions des deux surfaces libres du corps. De ce simple aperçu découle nécessairement une grande vérité de physiologie pathologique que la nature de ce travail ne nous permet pas de développer, mais qui se trouve tout entier dans ce corollaire : *Une maladie qui peut se transmettre à de grandes distances, chez un grand nombre d'individus, fixe plus spécialement son siége sur la peau et les membranes muqueuses, en empruntant, de la forme épidémique qu'elle affecte, son nom et son caractère, quelle que soit la surface sur laquelle elle se développe.*

Une fois ce principe reconnu, il est facile de démontrer la ressemblance qui existe entre le choléra asiatique et la miliaire cutanée, en rapprochant leurs symptômes et les lésions cadavériques dont elles sont le résultat.

Dans le choléra épidémique, on trouve le plus souvent une éruption miliaire sur la surface muqueuse des intestins, et dès le début de la maladie, le corps est affaibli par des évacuations excessives auxquelles sont attribués avec raison la plupart des symptômes graves et des accidens qui rendent cette épidémie si souvent funeste.

Dans la *miliaire cutanée* épidémique qui a régné en Angleterre en 1486, et qui de là s'étendit à toute l'Europe, les sueurs coulaient en si grande abondance que la majeure partie des malades périssaient le premier jour, et que raremènt la vie se prolongeait au delà du septième. Cette maladie fut si meurtrière que des auteurs contemporains et plus tard Meads la décrivirent sous le nom de peste, bien qu'elle ne fût accompagnée ni de bubons ni de charbons.

La miliaire épidémique s'est reproduite à diverses époques en Europe, et elle a offert constamment ce point de ressemblance avec le choléra, que l'apparition des boutons était toujours précédée par une sueur excessive qui jetait les malades dans une prostration telle qu'ils succombaient en peu d'heures, même avant que la miliaire se manifestât.

Nous avons vu, dans le choléra épidémique de Paris, la membrane muqueuse ne présenter qu'un très petit nombre de boutons chez les malades qui avaient succombé en peu de temps aux vomissemens et aux évacuations alvines de matière blanchâtre séreuse amidonée, tandis que chez ceux dont les évacuations avaient pu être arrêtées ou diminuées, on observait une éruption *miliaire intestinale* étendue sur la plus grande surface de la muqueuse.

Ainsi donc, dans le choléra et la miliaire épidémique, il y a ces deux caractères tranchés : 1° évacuations excessives des produits sécrétoires propres à chacune des surfaces muqueuse et

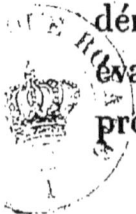

cutanée; 2° boutons miliaires, analogues dans les deux cas, sur la peau et la muqueuse gastro-intestinale.

Si, pour rendre cette analogie plus frappante, nous comparons les symptômes propres aux deux miliaires, nous voyons, dans celle de la surface extérieure, des caractères et des résultats dont la différence ne réside que dans la structure anatomique et les fonctions de la peau par rapport à la muqueuse. Ainsi, parlant de l'épidémie de *miliaire cutanée* qui régna en Languedoc en 1782, Fouquet, médecin de Montpellier, dit qu'elle enleva en moins de trois mois plus de trente mille individus.

MM. Bally et François, en rendant compte de la suette miliaire qu'ils ont observée dans le département de Seine-et-Oise, s'expriment ainsi : « *Le « mal débute la nuit; aussitôt la sueur coule avec « profusion;* le malade se sent anéanti; il y a dou-« leurs vives à la tête et aux membres, quelquefois « délire; convulsions; anxiété; agitation vague; « refroidissement complet des extrémités; crampes « douloureuses; sueur visqueuse; apparition d'un « exanthème miliaire ou pétéchial; lenteur du « pouls; le plus souvent apyrexie; terminaison « prompte par la mort ou par le retour à la santé : « dans le premier cas, décomposition prompte du « cadavre; dans le second, convalescence longue;

« pâleur excessive du visage ; mobilité nerveuse
« très grande qui subsiste long-temps. »

Ces mêmes observateurs ajoutent, dans un autre
passage : « que la maladie reparaissait quelquefois
« avec férocité, attaquant un grand nombre de su-
« jets, avec une marche plus rapide des symptômes
« plus intenses, et foudroyant quelquefois en peu
« d'heures ses victimes. »

Dans le choléra, n'y a-t-il pas, outre des évacuations excessives, la série des symptômes précités ?
Et s'ils deviennent encore plus intenses, n'est-ce
pas à cause de la suprématie qu'exercent, en maladie comme en santé, les membranes muqueuses
sur la peau ?

Bornons là notre comparaison : si le temps
nous le permettait, nous essaierions de démontrer
que la *miliaire intestinale* est une affection propre
au choléra de Paris ; que c'est surtout par cet
exanthème que cette maladie diffère de toutes
celles qui ont leur siége sur la muqueuse digestive, et notamment de la dothinentérie de M.
Bretonneau de Tours, avec laquelle on pourrait
la confondre si l'éruption de celle-ci était autre
chose que le développement morbide et accidentel des glandes de Brunner, tandis que la miliaire
intestinale est une éruption *sui generis*, dans laquelle le développement des pustules est aussi
inhérent à cette nouvelle épidémie que les bou-

tons de la miliaire cutanée, de la variole, de la rougeole, que les taches de la scarlatine appartiennent en propre à ces phlegmasies cutanées, comme phénomènes inséparables des fièvres éruptives qui les caractérisent. Ainsi donc, ne serait-ce pas s'écarter de la vérité et de l'observation, que de considérer la miliaire intestinale comme une éruption symptômatique suscitée sur la muqueuse digestive par l'irritation vive qu'on remarque dans le choléra? S'il en était ainsi, n'aurait-on pas observé la miliaire dans les cas de gastro-entérite, qui, depuis plus de vingt ans, portent les médecins à examiner avec une attention si minutieuse les lésions pathologiques des voies digestives? Or, jusqu'à ce jour, personne n'a signalé une éruption semblable sur la muqueuse intestinale.

On objectera peut-être qu'on ne rencontre pas toujours cette éruption; cela est vrai, mais ces cas sont rares et se rapprochent de ceux d'affections pestilentielles, dans lesquelles les malades succombent aux accidens qui résultent de la lésion profonde du système nerveux, avant que les pétéchies, les parotides, les bubons, les charbons aient pu se manifester à la surface du corps.

Dans la *miliaire cutanée*, les malades, épuisés par des sueurs excessives, meurent avant que l'éruption ait pu se faire sur la peau; tout comme il est des cholériques qui périssent par des éva-

cuations abondantes, avant que la *miliaire intestinale* ait paru.

S'il était permis de donner ici plus d'extension
à nos idées, nous trouverions peut-être dans l'étude
des autres épidémies et même des maladies pestilentielles, des analogies qui viendraient appuyer
nos assertions tendant à prouver l'identité de la
miliaire et du choléra épidémique; mais il faudrait
pour cela discuter tout ce que présentent encore
d'obscur le mode de transmission, la nature épidémique ou contagieuse, les symptômes, le traitement et les lésions pathologiques des parties
qui deviennent le siége de ces cruelles maladies.
Cet examen comparatif serait soutenu par les auteurs qui, tels que Sydenham, Lepecq de la Cloture,
Stoll, Sarcone, ont écrit sur les épidémies; on
verrait que, selon eux, la gravité des symptômes
et les accidens qui signalent l'invasion de celles-ci,
tiennent moins à la lésion des organes qu'à l'influence d'un principe inconnu qui paraît sous
forme d'un exanthême, auquel on attache d'abord
peu d'importance, mais qui pourtant est ensuite
le seul point auquel se rallient les phénomènes
extraordinaires des épidémies.

La nécropsie des cholériques vient appuyer cette
idée : elle ne nous offre guère de lésions organiques assez graves pour donner une explication
suffisante des symptômes extraordinaires qui ont

marqué le choléra. C'est en fixant l'attention des observateurs sur la *miliaire intestinale* qui l'accompagne, qu'on se rend raison de ces phénomènes insolites.

Il est effectivement une foule de maladies aiguës qui ne sont graves que par la présence de la miliaire, bien qu'elle ne soit alors qu'une complication symptômatique ou secondaire. Les praticiens n'ont-ils pas reconnu combien deviennent promptement mortels le rhumatisme aigu, l'artritis, le tétanos, les péritonites et les métrites puerpérales, quand il survient dans le cours de ces phlegmasies une éruption miliaire symptômatique? Ce qui prouve l'influence maligne de cette éruption, c'est que la mort arrive brusquement, tandis qu'un état d'amélioration depuis quelques jours semblait faire présager une guérison prochaine.

Nous ne devons pas taire une raison tout en faveur de l'analogie et de la coïncidence qui existe entre la miliaire cutanée et le choléra de Paris : la miliaire cutanée ne vient-elle pas de se déclarer dans plusieurs départemens, ainsi que dans la capitale, sous la même influence épidémique qui y a favorisé le développement du choléra?

Bien que, par l'exposé que nous venons de faire de l'existence de la miliaire intestinale, nous n'ayons soulevé qu'une partie du voile qui nous

cache encore ce qu'il y a de plus important à connaître sur la nature, le siége et la cause prochaine
du choléra, nous croyons néanmoins nous être
plus rapprochés de la vérité que la plupart des auteurs qui se sont occupés de la nature de cette
maladie. N'est-ce pas, d'ailleurs, se rapprocher de
l'opinion qui compte aujourd'hui le plus de partisans, que de faire consister l'épidémie de Paris
dans une *miliaire intestinale*, puisque le plus grand
nombre des médecins semblent se ranger du côté
de M. Broussais, qui considère la maladie comme
une *gastro-entérite active?* idée plus exacte que
celle qui ne la fait consister que dans une phlegmasie passive spasmodique du tube digestif; idée
plus propre à expliquer les phénomènes morbides et les lésions cadavériques, et à faire saisir
les indications thérapeutiques, que la théorie des
médecins anglais dans l'Inde, qui ne voient dans
le choléra qu'une lésion profonde du système
nerveux.

Enfin, le point d'anatomie d'après lequel nous
assignons à la maladie un siége et une nature plus
analogues à ce que présentent la plupart des maladies épidémiques qui règnent en Europe, telles
que la variole, la rougeole, la scarlatine, la miliaire cutanée, se trouve encore appuyé, en quelque sorte et jusqu'à un certain point, par MM.
Rehmann, Delpech et Scipion Pinel, qui placent

le siége du choléra dans le nerf trisplanchnique.

Il y a encore tant de recherches à faire pour dissiper l'obscurité qui environne les phénomènes vitaux extraordinaires dans le choléra, que nous croyons prématuré d'exposer les diverses hypothèses émises pour expliquer l'influence que les forces électro-magnétiques, que les modifications variées de la température et de l'air, et que même l'action exercée sur les peuples par l'état politique et moral de l'Europe, pourraient avoir eue dans le développement et le mode de propagation de cette maladie parmi nous.

Le zèle infatigable et le courage intrépide que les médecins français ont déployés dans cette circonstance pour arriver à la solution de ces grands problèmes, nous font espérer que bientôt nous posséderons des notions plus positives sur ces points importans, et que l'épidémie dont il s'agit, mieux étudiée dans son origine, sa marche et son traitement, ne sera plus cette affection extraordinaire qui, dès son apparition dans la capitale, avait déconcerté les puissances intellectuelles de notre académie de médecine.

Anatomie Pathologique.

Le tableau effrayant que nous transmit d'Angleterre M. Magendie, sur les effets terribles du choléra chez l'homme, ne s'est que trop présenté à
nous pendant la cruelle épidémie de Paris. On ne
trouvait pas de mot plus propre à rendre l'impres-
sion accablante produite par l'aspect d'un cholérique, que de dire, avec ce grand physiologiste,
qu'il était *cadavérisé.* Ajoutons même que certaines
parties du corps offraient davantage les attributs
de la destruction pendant la vie que quelques heures après la mort. L'infiltration sanguine des parties les plus déclives soumises à l'empire des lois
physiques, caractérisée par cet état appelé cyanose
et produite par la stase d'un sang coagulé dans
les points les plus éloignés du centre circulatoire,
était l'effet si remarquable qui donnait à l'expression de M. Magendie plus de justesse et d'exactitude; venait ensuite le refroidissement glacial de
l'enveloppe tégumentaire, de la langue, des oreilles, des ailes du nez, des mains et des pieds, s'é-
tendant successivement à la peau qui protége les
organes du centre d'où émanent la chaleur et la
vie; puis les rides longitudinales de la peau qui
conservait plus long-temps que sur le cadavre les

plis formés par le médecin observateur; la dépression du globe de l'œil, si profondément caché
au fond de l'orbite, qu'on aurait dit que cette cavité était vide; les paupières immobiles, recou-
vrant des yeux fixes et sans expression autre que
celle de la douleur; enfin, les lèvres pantelantes
et le front ridé annonçaient que le cholérique
appartenait moins à la vie qu'à la mort. Aussi
croyons-nous trouver grace auprès de nos lec-
teurs en retraçant, dans cet article, quelques-uns
des signes que nous avons notés dans les derniers
temps du cours de la maladie.

On a remarqué que les incisions pratiquées sur
la peau des cholériques étaient plus difficiles que
sur les autres malades. En général, privée de sa
vitalité, la peau ne cédait pas facilement à la lame
tranchante du bistouri; il ne s'en écoulait point
de sang; le fond de la solution de continuité était
sec, ou, s'il était humecté, on ne voyait que quelques gouttes d'une sérosité rougeâtre; la peau restait violette, d'un rouge foncé chez les sujets qui
avaient succombé au choléra bleu. Rarement le
tissu lamineux était infiltré, mais les couches cel-
luleuses interstitielles présentaient un grand nombre de taches ecchymosées, parfois noirâtres,
particularité qui a été observée par l'un de nous
dans le typhus qui a régné à Vienne en Autriche,
campagne de 1809; nous l'avons vue aussi dans le

typhus pétéchial qui se déclara à l'Hôtel-Dieu de Marseille, en 1816, chez plusieurs prisonniers.

Le tissu celluleux avait une couleur rougeâtre, plus foncée dans les membres cyanosés; les muscles, raides, conservaient leur teinte normale; les ligamens, les cartilages, les synoviales, les aponévroses, les tendons avaient un aspect blanchâtre moins resplendissant après la mort.

Après la miliaire que nous avons décrite, nous avons à signaler, comme altérations pathologiques les plus fréquentes du tube alimentaire, les taches ecchymosées, l'infiltration sanguine des tissus cellulaires sous-muqueux et sous-séreux. Souvent, en notre présence, il s'est élevé dans les amphithéâtres des discussions animées sur la nature de ces taches, assez étendues pour faire croire qu'elles étaient le résultat de la rupture des vaisseaux ou le produit de l'exhalation, comme dans des hémorragies passives. Nous avons reconnu qu'en général elles provenaient de la stase du sang, de l'injection sanguine des vaisseaux mésaraïques; la distension excessive des veines mésentériques inférieures les rendait très remarquables sur la muqueuse du gros intestin.

Souvent nous avons noté le développement morbide des glandes de Brunner au voisinage du cœcum; on les distinguait aisément de la miliaire de l'intestin grêle par la présence d'un orifice ou crypte muqueux qui se trouve à leur centre. Dans les points occupés par la miliaire, le réseau capillaire de la membrane muqueuse était plus ou moins apparent, selon le plus ou moins de durée de la maladie. Celle-ci avait-elle été prolongée, le nombre des boutons était plus considérable, et leur agglomération dans quelques points était annoncée par l'arborescence vasculaire des replis péritonéaux qui constituent le mésentère.

Nous avons rencontré quelquefois des altérations superficielles, très rarement des escharres gangréneuses, si fréquentes sur la muqueuse digestive dans les gastro-entérites.

Les ganglions lymphatiques de l'abdomen étaient rarement enflammés; les ganglions nerveux du trisplanchnique ont été trouvés quelquefois dans un léger état de rougeur et d'engorgement insolites.

Chez les individus morts en peu de jours, les intestins contenaient une grande quantité de matière cholérique et la muqueuse était blanchâtre, n'offrant guère les taches ecchymosées ni la miliaire, que nous avons souvent recherchée avec soin, mais qui n'a été bien constatée que chez les sujets qui avaient succombé après les deux dernières périodes.

A l'hôpital de la Pitié, nous avons constaté l'existence de la miliaire sur la tunique interne de l'œsophage et du pharynx, mais elle y était rare, discrète; tandis que dans le reste du tube digestif les pustules étaient plus rapprochées et disposées par plaques assez larges.

Le foie, la rate, le pancréas, les reins, la vésicule du fiel, la vessie étaient rarement altérés dans leur texture organique; la vessie, ordinairement très petite, ne contenait pas d'urine.

La plèvre ainsi que toutes les séreuses étaient remarquables par leur sécheresse; il était rare que l'on trouvât de la sérosité dans le péricarde. Les poumons, affaissés sans avoir subi d'altération, étaient chez quelques sujets engorgés par beaucoup de sang noir. Les ventricules du cœur, contractés, avaient refoulé dans les veines caves le sang des oreillettes, notamment chez les sujets dont les muscles conservaient une grande rigidité, et qui, durant la maladie, avaient été tourmentés par des crampes atroces, et sur des cadavres dont la peau avait encore la couleur cyanique bien prononcée.

Les vaisseaux dans leur paroi n'avaient éprouvé aucune altération sensible; pourtant le tube artériel paraissait quelquefois rétréci, et la tunique interne se déchirait facilement dans les grosses artères, qui, comme les petites, étaient remplies d'un sang noir.

Le cerveau et la moelle épinière ont rarement

présenté des traces de lésion appréciable. A l'hôpital Saint-Louis, nous avons eu de fréquentes
occasions de voir que la protubérance annulaire
avait une couleur foncée, et que la substance médullaire était violacée au lieu d'être blanchâtre,
ce qui s'observait aussi à la presque totalité de la
base du cerveau, excepté au cervelet. La substance
des hémisphères, celle surtout des lobes anté-
rieurs, n'a rien offert de notable; la moelle épinière était intacte.

La rétraction de l'œil au fond de l'orbite tenait
moins, selon nous, au raccourcissement de ses
muscles, à la fonte du tissu cellulaire, qu'à la diminution des humeurs de cet organe, dont le globe
était en effet réduit dans son volume.

M. le baron Larrey nous a montré, à l'hôtel des
Invalides, des os de cholériques qui avaient une
couleur très rouge, même dans leur substance
compacte; le cartilage articulaire de la tête du
fémur, qui perd si difficilement son aspect resplendissant et blanchâtre, offrait une teinte ama-
ranthe très prononcée.

L'un des garçons d'amphithéâtre de l'hospice
de la Pitié conservait des dents dont la couleur
rougeâtre était sensible même à travers l'émail.

Le sang des cholériques varie selon le degré de
la maladie et les vaisseaux qui le contiennent; il
sort des veines avec peine durant la vie. L'artère

radiale n'a offert, étant ouverte, qu'une petite quantité de sang noir qui coulait en nappe et qui, en se coagulant, prenait un aspect goudronneux ; d'autres fois, il ressemblait à la gelée tremblotante de groseille, et il contenait toujours très peu de sérosité : son goût nous a paru fade comparativement à celui qui sort du nez dans l'état de santé.

M. Rayer assure que le sang des cholériques se putréfie lentement ; qu'il résiste plus long-temps à l'action de l'air, parce qu'il est, dit-il, moins oxigénable. M. Rochoux pense que les humeurs en général, mais surtout le sang, subissent, dans le début de la maladie, une altération sensible. Cet estimable physiologiste nous a dit que le sang des cadavres est plus noir, si la mort est prompte, tandis que la maladie s'étant prolongée, ce fluide a eu le temps d'acquérir ses qualités normales ; il en est de même de la bile, de l'urine, dont la quantité diminue, lorsqu'il y a eu d'abondantes évacuations de matières cholériques par les vomissemens et par les selles. Les fonctions du foie s'exercent mieux que celles des reins, puisque la vésicule du fiel est presque toujours remplie d'une grande quantité de bile noirâtre, poisseuse, tandis que la vessie, très souvent dans un état de vacuité, est réduite à un fort petit volume.

Nous bornons là les détails sur les altérations que présentent les cadavres des cholériques et que nous avons pu constater dans les nombreuses autopsies qui ont été faites en notre présence, ou que nous avons nous-mêmes pratiquées dans divers hôpitaux de la capitale.

Traitement.

Considérations sur diverses Méthodes Curatives.

D'après ce que nous avons exposé sur la marche et les progrès du choléra, ainsi que sur sa terminaison si souvent funeste, on s'aperçoit combien il est difficile de rétablir le désordre qui s'est introduit dans l'organisme. En vain a-t-on cherché un spécifique, dès l'apparition de ce fléau en Europe. Le désir de faire cette découverte a sans doute donné naissance à la diversité des méthodes curatives qui ont jeté tant de vague et de confusion au début de l'épidémie, à l'époque où l'incertitude et le désordre régnaient dans les hôpitaux et les ambulances encombrés de cholériques.

Les moyens employés en Pologne, à Londres et dans les nombreux hôpitaux de Paris, ont produit des effets capables de nous fixer sur l'indication, qui, on le sait, se tire, d'après un ancien principe fondamental, du mode d'action des médicamens : *à juvantibus et lædentibus sumitur indicatio*.

Considérant le choléra comme une espèce de toxication exercée sur les organes, on a réuni les symptômes qui donnent à cette opinion hasardée un certain degré de probabilité. C'est effectivement par des vomissemens, des déjections, des crampes, un ralentissement de la circulation, un affaiblissement de la chaleur et de la voix que l'effet *toxique* se signale d'abord; la réaction se manifeste ensuite, et pendant cet effort de la nature qui lutte contre un principe délétère, surviennent des congestions, le typhus, la gastro-entérite et les éruptions sur la muqueuse des intestins.

Voici comment nous avons vu combattre à Paris ces symptômes du choléra. 1° Dans les cas les plus fréquens où il commençait par la diarrhée, on employait à l'Hôtel-Dieu, à l'hôpital Saint-Louis, etc., les sangsues à l'anus; l'eau de riz édulcorée avec le sirop de coing ou le sirop de gomme, aromatisée avec l'eau de fleur d'oranger; les lavemens avec les décoctions de plantes mucilagineuses, auxquelles, selon les circonstances, on ajoutait du cachou, du rathania ou de l'extrait de quinquina avec quelques gouttes de laudanum.

8

2° On apaisait les crampes au moyen de frictions, avec le liniment hongrois, sur les extrémités
ou le long de la colonne vertébrale, par l'emploi de frictions sèches, de bains généraux tièdes, de cataplasmes anodins; on utilisait encore,
dans la même intention, le sous-nitrate de bismuth et le calomélas uni à l'opium.

M. Biett avait exclusivement recours dans ces
cas à ces derniers remèdes; mais le succès n'a pas
toujours répondu à son attente.

3° Les vomissemens étaient traités par des boissons aromatiques tièdes, de menthe, de camomille, de tilleul, de mélisse.

Nous avons été témoins à l'hôpital Saint-Louis
des bons effets obtenus des pilules composées,
chacune, d'un grain d'extrait de belladone et de
deux grains de sous-nitrate de bismuth; on en
donnait une toutes les demi-heures. On a également prescrit, dans la vue de faire cesser les vomissemens, la strychnine, à la dose d'un quart à
un demi-grain dans trois onces d'eau distillée,
prises par cuillerée d'une heure à l'autre; on appliquait quelquefois des ventouses sur l'épigastre,
un vésicatoire ou un large sinapisme sur l'abdomen; on donnait en même temps l'eau gommeuse
froide, la limonade à la glace, et même l'eau
vineuse.

4° L'état algide a été combattu par l'usage de

chemises et de couvertures de laine, doublées en dedans de taffetas ciré, appliquées immédiatement sur la peau ; par des boîtes métalliques pleines d'eau chaude, placées vers les parties centrales du corps et aux extrémités ; par des pédiluves, des manuluves et des fumigations à l'aide de l'appareil ingénieux du docteur Danvers.

M. le baron Larrey opposait à ce symptôme des frictions avec la glace, comme dans les cas de congélation.

5° Les symptômes devenaient-ils plus intenses ; le pouls et la chaleur s'évanouissaient-ils, on administrait à l'intérieur des excitans diffusibles ; on appliquait sur le bas-ventre et à la région du dos des sinapismes, et sur l'épigastre un marteau chauffé à l'eau bouillante.

6° On a remédié aux congestions locales par des sangsues sur les points affectés, et c'est bien alors que la saignée générale et les bains ont été réellement utiles.

9° L'opium n'a pas répondu à l'attente de la majorité des praticiens ; on a généralement retiré de meilleurs effets du laudanum en lavement.

8° Le charbon pulvérisé n'a pas soutenu la réputation qu'on lui avait faite. Son action anti-septique a été loin d'être constatée chez les choléri-ques ; il a pourtant exercé quelque influence sur les évacuations alvines qui, souvent après son usage, ont repris leur teinte verdâtre; signe qui a été noté comme très favorable.

9° L'hydro-chlorate de soude, d'après la méthode de Searle, a été en général plus utile que le sulfate de soude et l'acétate de plomb.

10° Le chlore en vapeur a été employé avec l'appareil de Cottereau, moins comme anti-septique que pour réveiller l'action des organes respiratoires et empêcher la stase du sang dans le parenchyme pulmonaire; on l'a aussi administré à l'intérieur pour obtenir le même résultat.

11° Ajoutons que tout récemment le docteur Lhuillier, médecin à Orléans, a communiqué des observations remarquables sur l'emploi du prot-oxide d'azote dans le traitement du choléra. Sous l'influence immédiate de ce gaz, que ce médecin a le premier mis en usage en le faisant respirer aux cholériques à la dose de quatre à cinq litres, le pouls se relève, les yeux deviennent vifs, la chaleur reparaît, une douce moiteur chaude se répand sur tout le corps, et bientôt une amélioration sensible se prononce dans tous les symptômes.

On voit qu'en général les médecins, surpris de ne trouver chez les premiers malades atteints du choléra que des symptômes et des accidens qui annonçaient une issue promptement funeste, ont moins cherché à modifier par une méthode de traitement analytique l'altération si profonde portée à l'ensemble des propriétés vitales, qu'à trouver un spécifique capable de neutraliser d'emblée l'atteinte toxique que le principe de vie avait reçue.

Cette erreur, partagée d'abord par les médecins les plus remarquables de la capitale, a été abandonnée à mesure que la maladie, moins grave, a pu être mieux étudiée. On n'avait, en effet, dans les premiers jours d'avril, qu'a méditer sur la mort prochaine des malades, qui périssaient quelques heures après leur admission dans les hôpitaux; et cela devait être, puisque déjà le principe de vie était presque éteint; qu'il y avait suspension des principales fonctions, et que la circulation se trouvant réduite à l'espace occupé par le cœur et les gros vaisseaux qui en partent, la chaleur animale était circonscrite dans le même espace.

Certes, il ne pouvait y avoir matière à l'observation là où les symptômes manquaient par l'abolition de la plupart des usages dévolus aux organes; mais à mesure que l'altération est devenue moins profonde, on a vu les praticiens mieux préciser les indications thérapeutiques; et le choléra se plier plus facilement aux méthodes de traitement déduites de la lésion successive des divers systèmes d'organes. Les prescriptions empiriques ont été abandonnées et heureusement remplacées par des moyens rationnels, dont l'application ne s'adressait plus à un principe unique délétère, aussi inconnu dans son essence que dans son mode d'action.

On s'est bientôt aperçu que les remèdes excitans, employés avec profusion ou d'une manière intempestive, n'avaient pas peu concouru au développement des symptômes graves du choléra, et c'est sans doute ce qui a fait penser au docteur Castel que le meilleur des remèdes était de n'en faire aucun, c'est-à-dire que la méthode expectante pouvait être plus efficace; méthode en faveur de laquelle M. Velpeau nous a cité un fait remarquable : une femme d'un certain âge, atteinte du choléra avec les symptômes de la deuxième période et dans un état désespérant, fut, pour ainsi dire, abandonnée, tant on la croyait vouée à une mort inévitable; mais quelle ne fut pas la surprise de son médecin en voyant une réaction modérée et graduelle s'opérer par les seuls efforts de la nature, et une guérison solide en être le résultat!

Si de pareils faits étaient bien nombreux, n'applaudirions-nous pas aux médecins du nord qui ont appliqué l'homéopathie au traitement du choléra, méthode qui, selon nous, équivaut à la médecine expectante?

Ayant considéré la membrane muqueuse digestive comme le point principal sur lequel l'influence épidémique portait ses effets pour en faire le siége spécial de l'éruption miliaire observée sur le plus grand nombre des cholériques, nous avons été, dès les premiers jours, portés à croire que la méthode de traitement la plus rationnelle serait celle qui avait été tracée, dans les grandes épidémies de Londres, par Sydenham; de Gœttingue, par Rœderer et Wagler; de Naples et de Hongrie, par Sarcones et par Stoll. Attachant moins d'importance à la lésion isolée et passagère d'un organe, ces médecins observateurs cherchaient à démêler, dans le trouble des fonctions qui signale l'invasion des maladies épidémiques, le caractère, la forme de celles-ci, et la surface sur laquelle la nature concentrait tous ses efforts pour la disposer au développement de tel ou tel exanthême qui accompagne et constitue le plus grand nombre des épidémies.

Si la nature, disions-nous, a choisi la muqueuse intestinale pour en faire le siége de cette nouvelle maladie, comment n'être pas effrayé de la foule de moyens incendiaires dirigés sur cette membrane, pour combattre la lésion sympathique d'une partie éloignée dont l'asthénie, le refroidissement, par exemple, ne sont dus qu'à la surexcitation du système digestif? Une médication si bizarre devait non seulement concentrer encore plus les propriétés vitales sur le tube alimentaire, mais encore troubler dans ses efforts la nature, qui tend évidemment à faire de cette surface sensible le siége du choléra.

Avant Sydenham, les médecins suivaient une méthode tout aussi dangereuse dans le traitement de la petite vérole : les malades étaient étouffés sous le poids d'énormes couvertures; des boissons chaudes aromatiques, le vin, les substances les plus stimulantes leur étaient prodiguées pour pousser à la peau le principe spécifique de l'épidémie. Eh bien, la majeure partie des malades succombaient, comme dans le choléra, avant que l'éruption eût paru sur la peau, ou même ils périssaient des suites de petites véroles confluentes devenues gangréneuses, tant était grande la quantité des boutons suscités par ce traitement incendiaire.

Il reste assez démontré que c'est l'appréciation juste du siége de la maladie qui dicte la thérapeutique de la presque totalité des épidémies.

Doit-on ne tenir compte que des symptômes généraux qui leur sont propres? Non, sans doute, et c'est pourtant à quoi nous sommes encore réduits quant au choléra. Les phénomènes morbides ont été étudiés et parfaitement décrits, mais on ne s'est que peu ou point occupé de son siége. Nous-mêmes nous osons à peine signaler les recherches que nous avons tentées sur ce point essentiel, pendant notre court séjour dans la capitale. Ces recherches, telles qu'elles sont, jetteront peut-être quelque jour sur la nature de la maladie et concourront au perfectionnement des méthodes curatives qui lui sont applicables. Espérons que ce perfectionnement se fera moins attendre que le traitement de la petite vérole, que Sydenham fut le premier à indiquer, plus de neuf cents ans après l'introduction de cette maladie en Europe.

Pour atteindre ce but, il faut, nous le répétons, que les praticiens s'attachent à découvrir le siége et la forme du choléra; et s'ils parviennent à éclaircir ces deux points encore obscurs et de manière à les envisager comme nous l'avons fait, il y aura plus de facilité à indiquer les moyens propres à favoriser les efforts conservateurs de la nature dans le développement de l'*éruption miliaire* qu'elle suscite sur la muqueuse intestinale.

Les détails dans lesquels nous venons d'entrer *

---

* Nous aurions pu passer en revue toutes les méthodes de traitement préconisées par les médecins de la capitale, mais outre que cela nous aurait fait outrepasser les bornes de notre rapport, nous préférons renvoyer le lecteur à l'utile et intéressant ouvrage intitulé : *du Choléra-morbus de Paris, ou Guide des Praticiens dans la connaissance et le traitement de cette maladie, etc.;* ouvrage que notre estimable compatriote, M. le docteur Fabre, rédacteur de *la Lancette Française,* a fait paraître en avril de cette année.

et auxquels il nous eût été possible de donner plus d'étendue, nous font reconnaître la nécessité d'esquisser le traitement qui nous a paru le plus convenable et le mieux adapté à la marche de la maladie.

Le traitement se divise en préservatif et en curatif.

Traitement Prophylactique ou Préservatif.

Puisqu'il est bien reconnu qu'on peut prévenir ou diminuer la violence du choléra chez les individus qui ne présentent encore que les prodrômes ou signes précurseurs, on ne saurait trop insister sur l'éloignement des causes qui pourraient concourir à l'invasion de la maladie.

Les moyens prophylactiques ou préservatifs à employer dépendent principalement, selon nous, du concours de tous les citoyens, dans la vue de seconder les mesures administratives qui sont prises dans l'intérêt général de la société.

Il est tout aussi important que chacun se tienne en garde contre l'influence épidémique, à laquelle personne ne paraît échapper lorque la maladie s'est déclarée.

Cette influence, que presque toute la population de Paris a éprouvée et à laquelle nous-mêmes nous n'avons pas échappé, se fait ressentir d'abord, ainsi que nous l'avons déjà dit, par un malaise général, des vertiges, des nausées, des coliques avec diarrhée ou ténesme; en un mot, par le trouble général des fonctions digestives. On a quelquefois des lassitudes dans les membres et une sorte d'anéantissement dans les forces musculaires.

C'est alors, nous ne saurions trop le recommander, qu'on doit réclamer l'assistance des gens de l'art : nombre d'individus n'ont été soustraits aux fureurs du choléra, que pour avoir tenu compte de ces phénomènes précurseurs.

On puisera dans la classe des moyens hygiéniques généraux la règle de conduite à tenir en pareil cas. Dans un état qui n'est plus la santé et qui n'est pas encore la maladie, les individus ont pu vaquer à leurs occupations habituelles, et en ne pas s'exposant aux intempéries de l'atmosphère, en suivant un régime sévère quant au choix des alimens, et en évitant les excès de tout genre, se soustraire ainsi aux accidens funestes du choléra.

Bien que les individus porteurs de plaies en suppuration n'aient pas été exempts du choléra, malgré l'opinion des médecins français envoyés en Pologne, peut-être conviendrait-il de chercher à produire des boutons sur la région épigastrique par des frictions avec la pommade d'Autenrieth, dans la vue d'établir un point de suppuration révulsif le plus près possible du lieu qui semble être le siége spécial de la maladie.

Traitement Curatif.

Rien ne prouve davantage l'impossibilité de trouver un spécifique pour toutes les phases du choléra, que la diversité des symptômes de chacune d'elles. On a vu qu'il y avait tantôt affaiblissement ou abolition presque totale des propriétés de la vie, tantôt une énergie vitale, pour ainsi dire, surabondante. Ces états diamétralement opposés imposent, sans contredit, des indications différentes. Examinons, par conséquent, le traitement curatif dans les trois périodes établies.

Traitement de la Première Période.

Dans ce degré, tout fait espérer que les secours de l'art promptement administrés pourront être

couronnés de succès. C'est principalement dès
que les premiers symptômes se déclarent, qu'il
est de la dernière importance de faire un bon emploi des moyens curatifs, puisqu'il n'est pas difficile alors de prévenir ou de diminuer l'intensité
de la maladie.

On n'a pas oublié que l'invasion a lieu quelquefois d'une manière brusque, c'est-à-dire, sans prodrômes apparens; mais que le plus ordinairement
elle est annoncée par une série de signes que nous
avons indiqués. On conçoit que la thérapeutique
varie suivant ces deux modes d'apparition.

En général, la saignée, réitérée même plusieurs
fois dans cette période, est bien supportée par les
cholériques, surtout s'ils sont jeunes et d'un
tempérament sanguin.

Pratiquée dès le début, elle a souvent fait avor-
ter la maladie. On en seconde les effets en prescri-
vant des boissons adoucissantes et mucilagineuses,
froides et même à la glace, de préférence aux infusions aromatiques chaudes, aux potions excitantes, qu'on a tant vantées dans le principe, et
qui sont surtout contre-indiquées quand la soif est
extrême et que les vomissemens sont opiniâtres.

On applique des sangsues à la région épigastrique ou sur le trajet du colon lorsque l'inflammation paraît se localiser d'une manière plus pré-
cise sur l'appareil digestif; ce qui est annoncé

d'ordinaire par de vives douleurs et par une forte tension à l'abdomen, notamment au creux de l'estomac. Après la chute des sangsues, on couvre la partie de cataplasmes chauds arrosés avec le laudanum, la teinture de Belladone ou de safran.

Si la saignée générale n'est pas praticable, à cause de la petitesse du pouls et de la dépression des forces, si pourtant le malade éprouve des vertiges, une sensation douloureuse à l'hypogastre avec ténesme, on ne doit pas hésiter à faire une ou deux applications de sangsues à l'anus. Ce moyen a souvent produit sous nos yeux les meilleurs effets. Seulement nous a-t-il paru que chez les jeunes sujets, chez les individus affaiblis par l'âge ou d'une constitution débile, il ne fallait rien faire pour provoquer l'écoulement du sang, parce qu'il pouvait en résulter une faiblesse extrême qui devait être soigneusement évitée.

Parmi les médicamens préconisés tour à tour, l'ipécacuanha à dose vomitive a été généralement reconnu comme l'un des plus efficaces, dans la première période avec embarras gastrique.

S'il y a diarrhée ou vomissemens, il modifie d'une manière remarquable la matière blanchâtre amidonée fournie en grande abondance par la muqueuse intestinale, et qui dès lors prend une teinte jaunâtre bilieuse.

Le tartrate de potasse antimonié, utilisé à la

même époque et dans la même vue, a été moins efficace et a produit même quelquefois des effets nuisibles.

Le vomitif est particulièrement indiqué alors que les symptômes d'irritation étant peu manifestes, l'organisme paraît lutter contre l'action d'un principe délétère introduit dans l'économie. On n'ignore pas tous les avantages qui résultent de la secousse imprimée par ce moyen perturbateur dans les cas de fièvres exanthématiques, où l'éruption se fait attendre. C'est ainsi que dans la varioloïde qui a régné à Marseille en 1828, les accidens funestes qui précédaient l'éruption disparaissaient aussitôt que par le vomitif et le bain tiède on était parvenu à fixer sur la peau, par l'apparition des boutons, le principe encore errant dans l'économie et menaçant de s'établir sur des organes plus importans.

Les mêmes vues thérapeutiques ont guidé plus d'un praticien dans l'appréciation de l'utilité du vomitif contre les maladies épidémiques caractérisées par une éruption sur la peau ou les membranes muqueuses; ainsi la rougeole, la miliaire, etc., qui, dans leurs prodrômes et pendant leur période d'incubation, présentent tant d'analogie avec le choléra, ne sont ramenées à l'état simple d'une phlegmasie cutanée bénigne qu'après que par des moyens excentriques on a déterminé à la surface de la peau le développement de l'exanthême qui les caractérise.

La diarrhée et les symptômes nerveux qui peuvent accompagner le choléra asiatique cèdent souvent aux boissons légèrement opiacées, ainsi qu'aux lavemens anodins. La diarrhée persistant malgré ce moyen, et étant précédée ou accompagnée de coliques, il faut appliquer, sur le bas-ventre, des sangsues ou des ventouses scarifiées. S'il y a céphalalgie, vertiges, difficulté de respirer, la saignée générale devient indispensable, pourvu toutefois qu'elle soit faite avec assez de modération pour ne pas trop débiliter.

On a souvent à se louer, dans des cas de vomissemens et de crampes, de l'emploi des bains tièdes généraux et des fomentations ou cataplasmes émolliens et narcotiques sur le bas-ventre.

On a eu aussi recours à un vésicatoire sur l'épigastre, ou à des frictions avec la pommade d'Autenrieth.

Traitement de la Deuxième Période.

Ici, la marche et la régularité des fonctions de la vie sont entravées par la concentration des forces à l'intérieur. L'innervation est troublée, la respiration gênée, la circulation ralentie, et les extrémités du corps sont d'un froid glacial. C'est alors que l'indication la plus pressante consiste à ranimer l'action du système nerveux et à provoquer les fonctions générales de la peau, en agissant du centre à la circonférence.

Deux méthodes de traitement tout-à-fait opposées ont été suivies avec une égale confiance pour obtenir ce résultat : dans l'une, se trouvent les remèdes excitans les plus énergiques, tels que des infusions aromatiques chaudes de mélisse, de thé, de camomille, le punch, le café, les vins généreux, le sulfate de quinine, l'éther, l'ammoniaque, le sous-acétate de plomb, etc., pris à l'intérieur, et auxquels on ajoutait comme remèdes externes les bains chauds, les fumigations, les frictions excitantes sur l'épine dorsale, le vésicatoire rachidien, les ventouses scarifiées, les sinapismes promenés sur diverses parties du corps, les briques et sachets chauds, la cautérisation de la colonne vertébrale à l'aide d'une bande de flanelle trempée dans un mélange d'essence de térébenthine et d'ammoniaque, appliquée le long de l'épine dorsale et sur laquelle on promène un fer chaud à repasser, afin de produire une rubéfaction plus ou moins forte de la peau, etc., etc.

Dans l'autre méthode sont rangés les réfrigérans, tant à l'intérieur qu'à l'extérieur, comme les boissons fraîches ou à la glace prises en petites doses, les émissions sanguines locales, les lavemens rafraîchissans, etc.

De ces deux méthodes de traitement, si différentes l'une de l'autre, la seconde nous a paru préférable, nous dirons même plus rationnelle; et si, dans quelques cas de choléra grave avec concentration bien manifeste des forces vitales à l'intérieur, il y a urgence d'utiliser les excitans pour rappeler la vie au dehors en réveillant les fonctions de la peau, ce n'est jamais aux stimulans intérieurs qu'il faut avoir recours, mais seulement aux révulsifs cutanés.

M. le docteur Olinet, à qui nous sommes heureux d'exprimer ici notre reconnaissance pour les bontés qu'il nous a témoignées, soit en nous faisant visiter plusieurs des cholériques qu'il soignait en ville, soit en nous faisant connaître l'organisation de l'ambulance du faubourg Saint-Martin, n° 61, est peut-être l'un des médecins qui a le plus souvent appliqué avec succès le cautère actuel. Voici comment il s'exprime dans quelques considérations sur le choléra-morbus qu'il nous a communiquées avant qu'elles fussent livrées au public : « Recouvrir le rachis d'une bandelette mouillée d'eau, et dessus promener légèrement et plusieurs fois de suite, de chaque côté de la colonne vertébrale, un cautère rougi à blanc. A la hauteur des vertèbres lombaires produire deux légères excoriations, les faire également, mais moins fortes, à la hauteur de la première vertèbre dorsale. »

Traitement de la Troisième Période.

Lorsque la période précédente, espèce de période nerveuse, a été avantageusement combattue par les moyens appropriés, et qu'on est parvenu à ranimer l'organisme, la réaction s'établit, et avec elle se manifestent des phénomènes inflammatoires. A cette époque, de nouveaux dangers menacent le malade; on ne saurait alors trop s'attacher à prévenir les congestions sanguines, dont la gravité est d'autant plus grande que les forces sont plus épuisées.

Si le cerveau, la poitrine ou les viscères abdominaux sont atteints par la turgescence, il faut se hâter de conjurer l'orage avant que les symptômes du typhus, de la pneumonie, de la gastro-entérite se déclarent.

Si la réaction est graduelle et modérée, si l'on voit la langue devenir rouge, la peau se colorer, l'espèce d'asphyxie disparaître, les vomissemens et les selles cesser, le pouls passe insensiblement à l'état normal, les forces se rétablissent, et il n'est pas rare qu'alors les symptômes de la gastro-entérite s'évanouissent par le traitement adoucis-sant qui convient à cette phlegmasie.

Si la réaction est trop forte et menace sérieu-sement l'un des principaux organes de la vie, les saignées générales et plus souvent locales trou-vent leur application.

La glace sur la tête en même temps qu'on enve-loppe les pieds et les jambes avec des cataplasmes émolliens, ou qu'on y fait des fomentations ana-logues, a souvent produit de très bons effets. Ce même moyen est principalement indiqué quand il y a délire ou des convulsions, et on le seconde par l'application des sangsues derrière les oreilles, dans la vue de dégorger le cerveau, et par l'usage du camphre en lavement, etc.

Lorsque la force du pouls, la rougeur et la cha-leur de la peau annoncent une grande énergie vitale, on utilise les affusions ou lotions d'eau froide et même à la glace. Avouons, pourtant, que ces sortes de lotions ont paru à quelques prati-ciens produire des effets plus nuisibles qu'utiles.

Une hémorragie nasale qui surviendrait pendant

cette période serait trop salutaire pour qu'on se gardât bien de la tarir, à moins qu'elle ne fût si abondante qu'elle compromît les jours du malade.

La prédominance des symptômes nerveux et la prostration excessive sont des indices que la maladie passe à l'état typhoïde, état qui n'est pas autre chose qu'un effet de la réaction, mais l'un des plus graves. Il est bien difficile alors de s'opposer à une terminaison presque toujours funeste; on parvient néanmoins à en diminuer la gravité par des révulsifs appliqués loin du siége de l'organe affecté, tels que des vésicatoires aux cuisses et aux jambes.

On remarque, après l'effet excitant qu'on obtient par ces moyens, une amélioration plus ou moins notable dans les symptômes cérébraux.

Quant aux autres indications à remplir, le médecin les juge d'après l'état des forces vitales, en prenant pour guide leur exaltation, leur diminution, etc.

Toutes les autres affections phlegmasiques qui succèdent à la réaction et qui sont étrangères au choléra, doivent être traitées suivant les méthodes connues, fondées sur l'observation et l'expérience.

Convalescence.

N'ayant encore rien dit de la convalescence, nous allons, avant de parler de son traitement, faire part de quelques remarques dont elle nous a fourni le sujet.

Si les efforts de la nature et de l'art médical triomphent des accidens attachés au choléra, il reste encore un devoir difficile à remplir pour arriver au terme des dangers dans le cours de la convalescence. Rarement les fonctions se rétablissent franchement; l'épigastralgie persiste, une faiblesse permanente tient long-temps les convalescens cholériques dans un état d'incertitude et de malaise. Ils sont en proie au désir immodéré des alimens, tandis que chez eux l'appareil digestif est loin d'être susceptible de bien élaborer les alimens, pour peu qu'ils soient réfractaires à son action.

Combien donc les écarts de régime, même les plus légers, ne doivent-ils pas être évités! A cet égard, l'attention du médecin et la prudence du malade ne se ralentiront jamais. Pendant que nous étions à Paris, on nous apprit que trois ouvriers atteints gravement du choléra guérirent, et que leur médecin, satisfait de ce résultat, donna à chacun d'eux une pièce de cent sous, afin qu'à leur sortie de l'hôpital ils ne fussent pas sans ressources. Mais ces malheureux entrent chez un marchand de vin, boivent jusqu'à satiété, tombent d'ivresse et meurent sans qu'on ait le temps de les transporter dans un hospice.

M. Biett, dans un moment de juste indignation suscitée par le retour dans ses salles d'un malade qu'il avait déjà guéri et qui ne reparaissait que par suite d'écarts de régime, s'écria un jour à la visite du matin : « *Que ne s'appliquait-on à établir des* « *maisons de convalescence; ces établissemens au-* « *raient du moins été utiles.* »

Ainsi donc, les récidives, les rechutes sont à redouter, et on peut dire qu'elles sont fréquentes et meurtrières.

A la vérité, la durée de la convalescence est plus longue que celle du choléra, maladie qui, alors même qu'elle a une issue favorable, est quelquefois suivie d'affections secondaires. C'est ainsi que nous avons vu à l'hôpital Saint-Louis un vieillard qui, pendant la convalescence, eut un phlegmon gangréneux, évidemment consécutif au choléra, et qui, ayant envahi toute la jambe droite, détruisit le tissu cutané environnant, le tissu cellulaire intermusculaire, et produisit une suppuration colliquative mortelle.

A l'Hôtel-Dieu, une femme qui se trouvait au

n° 39 de l'une des salles dont M. Magendie avait le service, nous offrit la particularité suivante : à mesure qu'elle entrait en convalescence à la suite du choléra, l'extrémité des doigts de la main gauche offrait une teinte d'un beau noir d'ivoire ; mais la gangrène, tout-à-fait bornée à l'extrémité des phalanges des doigts du milieu et du pouce, dura pendant quelque temps sans gagner en étendue et finit par disparaître.

On voit, par ces deux exemples (qu'il nous eût été facile d'accompagner de beaucoup d'autres), qu'indépendamment des maladies que les excès en tout genre peuvent occasioner pendant la convalescence, celle-ci est souvent traversée par des accidens qui la rendent pénible ; aussi réclame-t-elle les plus grandes précautions. Ce ne sont pas des remèdes qui sont nécessaires lorsqu'elle commence : des alimens de facile digestion, un exercice modéré, des soins de propreté, la tranquillité d'esprit suffisent pour assurer la guérison.

Les bains tièdes conviennent dans la convalescence, lorsque la maladie s'est terminée par une gastro-entérite chronique ou toute autre lésion analogue. Le médecin doit agir selon la lésion des organes souffrans et le tempérament du malade.

Moyens Hygiéniques.

Nous n'entrerons pas ici dans tous les détails relatifs aux mesures de préservation que l'autorité administrative avait conçues bien avant l'invasion du choléra de Paris ; tout le monde connaît les commissions sanitaires qu'elle organisa, elles répondent assez aux personnes qui, pour la détracter, l'ont taxée d'imprévoyance et d'incurie. Il est vrai que, malgré ces bonnes intentions, la capitale n'était pas encore pourvue de moyens propres à anéantir le fléau quand il a paru ; mais ce qui n'avait pas encore été fait, parce que l'on était loin de prévoir l'arrivée si soudaine de l'ennemi, a été exécuté dès les premiers jours de cette terrible invasion ; et l'on a compris qu'on ne saurait trop se précautionner de bonne heure contre les maladies populaires dont on redoute les ravages.

Cette expérience doit tourner au profit de Marseille, qui a envoyé plusieurs de ses médecins au foyer de l'épidémie, non seulement pour en faire une étude pratique dans l'intérêt général, mais encore pour indiquer les mesures de salubrité les plus efficaces ; signaler par conséquent les devoirs que l'administration et les gens de l'art ont à remplir, ainsi que les règles à observer par les habilans pour se mettre en garde contre le choléra. Aussi croirions-nous n'avoir atteint qu'imparfaitement le but de notre mission, si nous n'exposions pas dans ce rapport quelques considérations à cet égard.

En faisant attention que nous ignorons encore la manière dont le choléra épidémique éclate et se propage, il ne nous est, ce semble, pas donné de préciser les moyens de le prévenir. Néanmoins, si l'on n'a pas oublié ce que nous avons soutenu en parlant de ses causes, on s'apercevra que son développement tient à un concours de circonstances dont la principale même serait, pour ainsi dire, inerte, si elle n'était mise en jeu par d'autres causes *.

* Au moment où l'on imprime ce rapport, nous pouvons citer un fait dont les détails, recueillis en présence de MM. les membres de l'intendance sanitaire de Marseille, sont bien propres à fixer l'attention des gens de l'art et semblent confirmer ce que nous avons dit dans ce travail sur l'analogie qui existe entre le choléra de l'Inde et les exanthêmes épidémiques. Ce fait peut encore appuyer l'opinion des médecins qui pensent, avec quelque raison, que les épidémies, les contagions exigent pour se propager une aptitude, une disposition organique particulière de la part des individus qui sont soumis à leur influence.

Le brick *l'Emile*, commandé par le capitaine Brodeau, est parti du Havre, le 23 mai, avec douze hommes d'équipage et cent cinquante-six colons qui se rendaient à Alger. Le choléra, qui depuis quelque temps régnait au Havre, se dé-

Or, ces causes se trouvent dans ce qui se rattache à la topographie des lieux. Sans vouloir les examiner ici dans les moindres détails, nous

clare à bord de ce brick dès le lendemain : la femme Thyerri est atteinte de crampes, de vomissemens, de déjections abondantes, de cyanose et de refroidissement dans les membres. Ces symptômes cessent bientôt par les soins empressés du capitaine; mais la malade traîne une existence languissante jusqu'au 21 juin, époque à laquelle elle meurt. Le 25 mai, son mari avait déjà été pris du choléra et n'existait plus vingt-quatre heures après; il en avait été de même d'une fille appartenant à cette famille : elle présenta les symptômes observés chez sa mère et succomba dans la journée du 27 mai.

Quelques jours s'écoulent et trois individus de la famille Weber sont victimes du choléra, vingt-quatre heures après en avoir éprouvé les symptômes, tels que vomissemens, diarrhée, refroidissement, crampes, couleur bleue très foncée de la surface extérieure du corps.

Enfin, un septième individu a été ensuite le seul, parmi les autres colons, qui soit mort comme les précédens.

Dès les premiers jours de juin le choléra n'existait plus à bord de *l'Emile*, mais une trentaine de passagers et le capitaine lui-même ont eu des coliques, du dévoiement, un sentiment de malaise qui ont cédé à la diète et à des lavemens laudanisés.

Ainsi donc, cent cinquante-neuf personnes, pour ainsi dire entassées sur un petit bâtiment, ont évidemment échappé au choléra, bien que la plupart d'entre elles eussent été en rapport immédiat avec les cholériques, soit pour leur donner des soins, soit en se trouvant assez rapprochées, dans un espace très étroit, pendant la nuit, pour ne pas cesser d'être en contact avec eux.

Ce qui s'est passé à bord du brick *l'Emile* ne pouvait man-

allons rapidement les passer en revue, en commençant par l'influence de l'air sur notre économie.

L'air, qui est la cause première de la vie, qui la soutient quand il est pur, devient la source de diverses maladies lorsqu'il est vicié.

Dans tous les lieux où un grand nombre de personnes sont réunies, ce fluide ne peut manquer d'exciter la sollicitude de l'intendance sanitaire : quatre de ses membres, MM. Wulfrand Puget, Vert de Lenadier, Martel et Fraissinet, se sont rendus, le 15 juillet, à l'hôpital de l'île Ratonneau où avaient été débarqués les passagers de ce navire, pour constater les faits que nous venons de rapporter et en tirer d'utiles inductions dans l'intérêt de la santé publique et du commerce.

Ces administrateurs éclairés ont été comme nous surpris de voir que le choléra eût borné ses attaques à un petit nombre d'individus, au milieu de tant de personnes agglomérées et d'une foule de circonstances favorables à l'action et à la propagation des miasmes.

Ce fait remarquable tend évidemment à démontrer que le mode de propagation du choléra, bien différent de celui de la peste, du typhus, etc., se rapproche en quelque sorte de celui des maladies purement épidémiques, telles que la miliaire, la rougeole, la scarlatine, dont le développement n'a lieu que chez les individus qui possèdent l'aptitude ou se trouvent sous l'influence des prédispositions nécessaires. Cette prédilection fâcheuse semble encore mieux établie, en considérant que sur sept personnes qui ont péri du choléra, six appartenaient à deux familles seulement, tandis que les autres passagers et les hommes de l'équipage du brick *l'Emile* ont résisté à l'influence cholérique.

quer d'être plus ou moins corrompu. Sous ce rapport, l'intérieur des maisons, les marchés, les fabriques, etc., réclament une grande surveillance. Il faut que la population soit, quant au nombre, proportionnée à l'étendue des habitations.

Marseille, où l'esprit de charité attire les pauvres de tous les pays, a dans ses anciens quartiers des maisons très étroites renfermant entassés, pour ainsi dire, les uns sur les autres, des individus plongés dans une affreuse misère et qui vivent au milieu de la plus dégoûtante malpropreté : c'est ordinairement là que les germes épidémiques viennent éclore.

Conseiller la propreté sur les personnes et dans les appartemens, empêcher leur agglomération dans les chambres où elles doivent coucher, limiter les locataires dans chaque maison, ne saurait être trop recommandé. En temps d'épidémie, surtout, il convient de favoriser la dispersion des habitans, soit au moyen d'habitations provisoires qui seraient occupées par les familles malheureuses, soit en ne pas retenant les individus qui voudraient sortir de la ville, soit enfin en engageant les personnes qui ont des maisons de campagne à s'y retirer.

On parviendrait ainsi à distribuer la population exubérante sur une plus grande étendue de terrain, et on diminuerait cette masse de miasmes qui, pendant le règne d'une épidémie, deviennent pour l'homme en société un véritable poison.

M. le docteur Piorry, attaché à l'hospice de la Salpêtrière, pense que le meilleur moyen de se préserver du choléra consiste à respirer un air pur, souvent renouvelé, à établir une sorte de ventilation dans les salles des hôpitaux, etc.

Ce médecin, dont la modestie égale le mérite, nous a fait remarquer que non seulement la maladie avait fait en ville plus de ravages dans les maisons habitées par beaucoup d'individus, mais encore que dans les salles de la Salpêtrière où étaient des femmes âgées, atteintes de phlegmasies de poitrine, et où le conseil donné par M. Piorry n'avait pas été mis en pratique, le choléra s'était déclaré ou était devenu plus grave. Des salles qui étaient évidemment dans une situation saine, soit par leur étendue comme par la disposition des lits, mais où l'on n'avait pu vaincre la répugnance des malades à tenir les croisées ouvertes, ont fourni un assez grand nombre de cholériques ; tandis que d'autres salles bien moins favorablement disposées, mais dans lesquelles les conseils du médecin ont été exactement suivis, n'ont présenté *aucun* sujet qui ait contracté l'épidémie.

Il ne suffit pas de signaler comme causes d'insalubrité le défaut d'espace et d'air ; l'excès de population, il faut encore porter l'attention sur la construction vicieuse de certaines maisons, sur la disposition des conduits en plomb, des égouts, des puits, des cuisines, des caves ; s'occuper de l'établissement des lieux d'aisance dits fosses mobiles inodores ; procéder à l'élargissement, au pavage, au nétoiement de quelques rues, à la construction de nouvelles fontaines, à la suppression des égouts devenus infects, des dépôts d'immondices, à la formation de pissoirs aux angles des rues, et à l'organisation de cantonniers balayeurs pour chaque quartier.

Nous bornons là nos remarques sur le nétoiement et l'assainissement de Marseille ; on trouvera, sans doute, de plus amples détails à cet égard dans le mémoire de M. Mortreuil, ingénieur des ponts-et-chaussées, qui vient de remporter le prix sur la question proposée par le conseil municipal, pour éclairer M. le maire de Marseille, sur ce point important d'hygiène publique.

Espérons que l'auteur du mémoire couronné n'aura pas seulement indiqué les moyens de rendre plus saines les rues et les maisons, mais qu'il aura conseillé les mesures les plus efficaces pour entretenir la propreté du port et des nombreux navires qui y sont mouillés.

Des mesures sages sont indiquées sur ce sujet essentiel, par M. le docteur Segaud, dans un mémoire qui est sous presse et qui a été envoyé au concours ouvert par notre conseil municipal. Ce travail devant bientôt paraître, nous nous abstenons d'en donner l'analyse, mais nous pensons que l'autorité pourra y puiser des moyens utiles, et que par conséquent l'auteur n'aura pas perdu ses peines.

Quant aux règles concernant le régime, on indiquera aux classes indigentes et ouvrières celles qu'elles auront à suivre dans leur nourriture quotidienne. Que la population apprenne de tous ceux (du clergé, par exemple) qui exercent une salutaire influence sur elle, que la conservation de la santé prescrit de ne point s'écarter des bornes de la tempérance.

Il serait à peu près superflu, en temps d'épidémie, de conseiller aux personnes riches de fuir les bals, les spectacles, de se priver du café, des liqueurs, du vin de champagne, etc.; les heureux de la terre ont déjà assez de propension à se créer des scrupules sous ce rapport. Plusieurs habitans du faubourg Saint-Germain et de la Chaussée-d'Antin n'ont été frappés du choléra que pour avoir apporté une réforme trop rigoureuse à leur régime habituel.

Mais c'est spécialement aux gens de la classe pauvre qu'on doit recommander d'éviter les excès des boissons fortes; ce qu'on leur fera bien comprendre par des détails mis à leur portée. On ne les fera changer de régime que pour leur en prescrire un plus substantiel.

On n'interdira pas aux riches les alimens qui, en temps ordinaire, concourent à les maintenir dans l'état de santé; ainsi on ne défendra pas, comme on l'a fait à Paris avec trop de rigueur, les légumes, les fruits, les crudités et même les viandes de haut goût aux personnes qui peuvent se les procurer de bonne qualité et qui en usent sobrement. Autant ces substances alimentaires, comme les choses qui entrent dans l'assaisonnement, sont susceptibles de nuire lorsqu'on en fait la base unique de la nourriture journalière, autant elles contribuent au maintien de la santé quand on sait les employer convenablement.

Dans les diverses invasions du choléra, les débilitans ayant été nuisibles, on ne substituera pas à un régime tonique qui s'accommoderait à notre constitution, l'usage des alimens qui affaiblissent. Ainsi les malheureux ne modifieront leur régime, comme nous l'avons dit, que pour le rendre plus substantiel et plus restaurant; c'est ici surtout que la voix du pasteur doit se faire entendre pour annoncer aux riches, aux puissans de la terre, combien il importe à l'accomplissement de leurs devoirs et à l'intérêt de leur propre conservation de concourir par leur charité à l'adoucissement du sort des classes inférieures. Que l'on sache que

l'inégalité des conditions est l'une des causes ma-
jeures des maladies épidémiques.

Aux approches du choléra, on ne saurait mettre
trop de soin pour fournir, par des souscriptions
volontaires et journalières ouvertes dans les lieux
publics, les moyens de soulager les infortunés.

Pour éviter la contagion morale, la plus redoutable de toutes les contagions, on s'attachera à
relever et à ranimer le courage, ce mobile si propre à maintenir et à rétablir la santé. On aura atteint une partie de ce but, si l'on est parvenu à
persuader au peuple que la majorité des médecins
ne croit pas à la contagion du choléra; que dans
bien des pays où des mesures restrictives avaient
été prises pour séquestrer les individus, la maladie
n'avait pas moins fait de progrès, et qu'elle avait
même attaqué dans leurs appartemens les personnes craintives qui s'y étaient renfermées; que des
quarantaines volontaires ou imposées dans des
lieux peu spacieux avaient favorisé la propagation
du choléra, au lieu d'en arrêter la marche.

En attendant qu'on soit définitivement fixé sur
la contagion ou la non-contagion de cette maladie,
on aura, par ces assertions tranchées, non seulement rassuré les personnes timorées, mais encore
excité le dévouement de ceux qui se décideraient
difficilement à soigner les individus atteints d'une
maladie réputée contagieuse. Il importe d'autant

plus que l'autorité administrative prenne quelque
chose sur elle à cet égard, que la population de
Marseille n'est déjà que trop portée à admettre,
sans examen, la contagion, espèce de croyance qui
se lie à ses préjugés et que le voisinage des pays
où règne la peste vient encore cimenter; cette
croyance est à la vérité fortifiée par les avantages
de notre lazaret et les vues si sages de l'intendance
sanitaire.

Les fumigations désinfectantes pouvant faire
naître l'idée de l'existence d'un germe contagieux,
ne seront tout au plus conseillées que comme
moyen de propreté. On pourrait de cette manière
purifier, sans exciter aucune alarme, les objets et
les lieux infects, envelopper les cadavres dans des
draps imbibés d'eau chlorurée, soumettre à l'im-
mersion et au lavage dans ce liquide les hardes,
les couvertures, les matelas des gens pauvres et
malpropres.

Une chose contre laquelle on doit particulièrement prémunir le peuple, c'est l'emploi des moyens
empiriques à l'aide desquels le charlatanisme ex-
ploite et sa bourse et sa crédulité; il faut l'avertir
aussi du dangereux usage de certains préservatifs
qu'à tort ou à raison des gens de l'art ont pu considérer comme utiles; il convient du moins de
n'y recourir que d'après l'avis d'un médecin. Rien
de plus absurde, en effet, que de vouloir qu'on

s'abreuve, en état de santé, d'infusions chaudes aromatiques, telles que celles de menthe, de camomille, de tilleul. L'action souvent excitante de ces boissons et la diminution des alimens ou la suppression de ceux adoptés depuis long-temps ont concouru à la production du choléra et d'autres maladies.

On a cru qu'il convenait de se maintenir dans un état de transpiration continuelle; notre opinion est que l'on se tienne dans un équilibre à peu près constant de température chaude et fraîche. Sans doute, il faut éviter le froid, faire usage pour cela d'une ceinture qui tienne chaude la paroi de l'abdomen; mais qu'on se garde de se trop couvrir, comme certaines personnes effrayées qui deviennent ainsi plus susceptibles d'éprouver les variations de la température.

Il serait utile que des locaux, convertis en maisons de santé, fussent préparés long-temps avant l'invasion de l'épidémie; qu'on y réunît toutes les ressources nécessaires aux cholériques, et qu'ils fussent assez multipliés pour rendre plus prompt et plus facile le transport des malades, et en recevoir un nombre moins considérable sur le même point. Ces deux conditions offrent le double avantage d'empêcher les funestes effets de l'encombrement et de soustraire les cholériques et les habitans de chaque quartier au spectacle affligeant de la grande quantité de gens qui succombent dans les premiers temps de l'épidémie, et dont le transport aux cimetières peut jeter la terreur dans les esprits.

Ces établissemens seraient, pendant la nuit, désignés par un réverbère à verre rouge et dans le jour par un écriteau portant en grosses lettres ces mots : *Maison de Santé* de tel *quartier.* Par cette dénomination, on détournerait les pauvres du préjugé qui leur fait regarder les hôpitaux comme des asiles empestés et comme portant atteinte à la considération de ceux qui viennent y chercher un refuge et un soulagement à leurs maux; le public serait averti par l'autorité municipale que les malades pourraient être, dans ces maisons de santé, soignés par leurs parens, lorsque ceux-ci réclameraient l'autorisation de remplir ce pieux devoir. Peut-être alors le peuple quitterait-il sans regret son domicile, et parviendrait-on plus sûrement que par des affiches à le prémunir contre de dangereuses suggestions de la part des gens qui chercheraient à expliquer la marche trop souvent funeste de la maladie par l'empoisonnement des boissons et des comestibles.

Des maisons bien aérées, avec cours et jardins, situées dans les rues les moins étroites, seraient choisies et louées par l'administration chargée de diriger les secours; le rez de chaussée serait affecté

à la pharmacie, à la cuisine, au bureau de surveillance du service, au cabinet des médecins et
des élèves. C'est dans ce cabinet que les consulta-
tions gratuites seraient données aux malades légèrement atteints et aux convalescens. La visite des
cholériques aurait lieu deux fois par jour, et plus
souvent, si leur état morbide l'exigeait, par un
seul médecin logé dans le quartier, assisté d'au
moins trois élèves qui, de concert avec un autre
médecin, seraient chargés du service de la garde,
et porteraient, en l'absence du médecin titulaire
et permanent de la maison de santé, des secours
aux cholériques entrans ou à ceux qui se trou-
veraient dans un état plus grave. C'est là le moyen
de parer aux inconvéniens qui résultent des visites faites alternativement par plusieurs médecins
dans la journée. On conçoit aisément, 1° le dan-
ger que court le malade soumis à des méthodes
curatives qui varient chaque jour, selon les praticiens appelés à le traiter; 2° les dépenses énormes que nécessite en pareil cas l'usage d'une foule
de remèdes variés, plus ou moins chers.

Bien préférables à de grands hôpitaux temporaires, les maisons de santé, multipliées dans les
divers quartiers de la ville, offriraient des secours
plus efficaces, puisqu'ils y seraient plus promptement donnés. Les cholériques y entreraient avec
d'autant moins de répugnance qu'ils auraient la

satisfaction d'y être soignés par leurs parens et
leurs amis, et que la plupart d'entre eux y recevraient les soins éclairés du médecin de leur
quartier à qui déjà ils auraient pu accorder leur
confiance dans d'autres maladies.

Dans l'hypothèse que les cholériques auraient
une répugnance invincible à se faire transporter
dans ces maisons de santé, l'administration ne
perdrait pas de vue les immenses avantages que
présentent les dispensaires. C'est particulièrement,
a dit l'un de nous *, alors que les esprits ont été
agités par la crainte de voir le choléra-morbus
venir exercer ses ravages au milieu de la population marseillaise, qu'on a compris toute l'importance des secours administrés aux pauvres malades
dans leur domicile. On a pensé, avec raison,
qu'il serait plus facile de les guérir étant isolés
les uns des autres que s'ils étaient entassés dans
les hôpitaux, où malheureusement ne tardent pas
à se réunir les divers élémens capables de porter
le fléau à son dernier degré d'intensité. D'ailleurs,
les malades ont cessé d'exister au moral dès que
forcés de se séparer de leurs proches, ils se trouvent privés de leurs soins empressés, de leurs
tendres consolations. Dire que les dispensaires

* Voyez le *Compte-rendu de la Société de Bienfaisance de
Marseille, pour l'an* 1831, page 19, par P.-M. Roux.

sont encore utiles sous le point de vue économique, c'est avancer un fait généralement incontestable. On sait en effet qu'en se chargeant des malades que les hôpitaux (et nous ajouterons les maisons de santé) devraient recevoir, ils diminuent les dépenses de ceux-ci, lesquelles sont beaucoup plus considérables que celles qui sont faites par les dispensaires eux-mêmes.

Se hâter d'introduire dans les dispensaires les améliorations dont ils sont susceptibles, les doter de fonds qui permettent d'étendre davantage leurs bienfaits, sont de toutes nos vues les plus saines que nous ayons à proposer. Nous pensons que dès aujourd'hui il faudrait visiter les domiciles d'une classe de malheureux tout déguenillés, couchant sur la paille et couverts par des lambeaux de couvertures infects; changer leurs vêtemens et brûler ceux qu'on leur retirerait; leur recommander la plus grande propreté, et exercer même une surveillance active à cet égard. Ce serait déjà faire beaucoup de bien sous le double rapport physique et moral.

Nous sommes encore d'avis que l'autorité administrative éclaire les esprits sur les dangers qui menacent la ville. Une sécurité trop grande aurait pour inconvénient de faire négliger les moyens d'assainissement qui ont été prescrits. D'ailleurs, en annonçant l'invasion probable du choléra parmi nous, on préparerait les Marseillais, qui par conséquent seraient moins effrayés si la maladie se manifestait avec violence, et on n'aurait pas à gémir sur les scènes désastreuses qui ont affligé l'humanité au sein de la capitale.

Puisque nous sommes à parler de ce qu'il importe de faire dans l'intérêt général, nous croyons devoir ajouter qu'il est urgent de se rendre à la proposition de l'estimable docteur Chervin, ayant pour but de rechercher tous les faits en faveur ou contre la contagion du choléra. Ces recherches, faites par des hommes indépendans et professant une opinion différente, seraient d'autant plus concluantes et faciles, selon nous, qu'ils auraient pu, les uns, expérimenter dans des localités où aucun moyen de préservation n'aurait été adopté; les autres, observer la maladie dans des lieux soumis à une quarantaine rigoureuse. Ce genre d'expérimentation si propre à faire résoudre la question ne serait pas onéreux pour les états et les populations, vu qu'il ne serait que temporaire et n'embrasserait que peu d'individus. Il n'amènerait donc pas dans le commerce ces entraves que l'état politique, moral et industriel de l'Europe ne permet pas d'établir au milieu de circonscriptions territoriales trop étendues.

Ici, Messieurs, se termine notre rapport. Fondé

sur des faits avérés, sur des observations recueillies aux lits des malades et dans les amphithéâtres,
il aura sans doute à vos yeux le mérite de la
vérité, but unique et constant de nos travaux.

Nous sommes, avec un profond respect,

Messieurs,

Vos très humbles et très obéissans serviteurs,

Ducros Giraud. Martin. P.-M. Roux.

Marseille, le 6 juillet 1832.

Table des Matières.

—◆—

TABLE DES MATIÈRES.